DES
SYMPTOMES INTELLECTUELS
DE LA FOLIE

PAR

EUGÈNE SÉMÉRIE 

DOCTEUR EN MÉDECINE

Ancien externe des hôpitaux de Paris
Ancien premier interne de la Maison de santé de Charenton

DEUXIÈME ÉDITION

PRIX: UN FRANC

PARIS
ERNEST LEROUX, ÉDITEUR
28, RUE BONAPARTE, 28

1875

DES
SYMPTOMES INTELLECTUELS
DE LA FOLIE

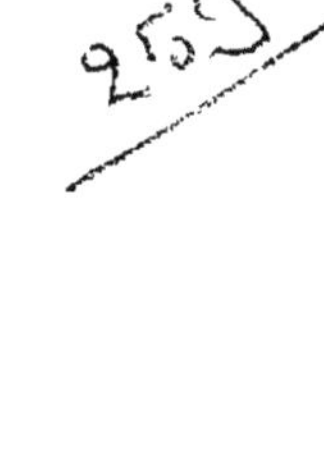

CLERMONT (OISE). — IMPRIMERIE A. DAIX, RUE DE CONDÉ, 27.

DES

SYMPTOMES INTELLECTUELS

DE LA FOLIE

PAR

EUGÈNE SÉMÉRIE

DOCTEUR EN MÉDECINE

Ancien externe des hôpitaux de Paris
Ancien premier interne de la Maison de santé de Charenton

DEUXIÈME ÉDITION

PRIX : UN FRANC

PARIS
ERNEST LEROUX, ÉDITEUR
28, RUE BONAPARTE, 28

1875

A M. PIERRE LAFFITTE

Directeur du *Positivisme*

Indépendance et Concours.

Monsieur,

Après Auguste Comte, qui nous domine tous de si haut, vous êtes celui à qui je dois le plus pour mon éducation philosophique. Permettez-moi de vous en témoigner ma reconnaissance dans cette première œuvre, quelque imparfaite qu'elle soit.

Vous êtes le chef, librement accepté, d'une école dont je suis le disciple. C'est volontairement que je me subordonne à vous, et par devoir et par affection. Toutes les fois que mes services pourront vous être utiles, je ferai ce que vous me direz de faire, et j'irai là où vous me direz d'aller.

EUGÈNE SÉMÉRIE.

Le 12 juillet 79.

PRÉFACE

—

Grâce à Auguste Comte et à l'éclatante lumière que son génie a projetée sur toutes les branches de nos connaissances, et surtout en biologie, une théorie positive et complète de la folie est aujourd'hui possible, et ne tardera pas à être faite.

Je ne puis avoir la prétention d'aborder ici un sujet aussi important. Un traité complet devrait commencer par exposer la théorie du cerveau et de l'innervation, puis celle de l'unité humaine et enfin celle de la folie; en y distinguant trois ordres de symptômes relatifs au sentiment, à l'intelligence et à l'activité. C'est le chapitre relatif aux symptômes intellectuels que je veux développer aujourd'hui.

bien que je ne me dissimule pas les inconvé-
nients qu'il y a à scinder ainsi une exposition
aussi difficile et dont tous les aspects sont plus
ou moins solidaires.

Toutes les bases de ce travail sont emprun-
tées entièrement à Auguste Comte, la partie
statique surtout. Quant à la partie dynamique,
elle ressort évidemment de ses écrits ; mais il
ne l'a développée nulle part, et je la présente
comme une question à étudier. C'est pour cela
que je lui ai donné un développement considérable et qui devra disparaître dans un traité
systématique.

Quoi qu'il advienne de cette étude, elle aura
toujours pour résultat de manifester mon
entière adhésion à la doctrine positiviste, si
peu connue aujourd'hui, bien que tout le
monde en parle. Si je puis contribuer à en vul-
gariser quelques idées, j'aurai atteint mon but.

DES

SYMPTOMES INTELLECTUELS

DE LA FOLIE

PREMIÈRE PARTIE

De l'état normal

—

Les troubles intellectuels qui constituent la folie ne peuvent être appréciés théoriquement sans une connaissance précise des lois propres de l'intelligence. Depuis que Broussais, rattachant l'étude de la maladie à celle de la santé, a fondé la pathologie positive en établissant que l'état anormal ne diffère de l'état normal que par l'intensité plus ou moins grande de certains phénomènes élémentaires, il est impossible d'éluder cette condition préliminaire.

1*

Voyons donc en quoi consistent les lois de l'état normal.

Elles sont au nombre de quatre : trois statiques et une dynamique, et font partie de la *Philosophie première*, ce rêve de Bacon, réalisé par Auguste Comte.

Première loi statique. — La première de ces lois remonte à Aristote, qui l'a lui-même empruntée à Hippocrate. Son aperçu fondamental sur la source de nos connaissances s'est toujours maintenu contre les attaques du spiritualisme. Il n'y a rien dans l'intelligence qui ne vienne de la sensation, dit-il. Mais, ainsi formulée, cette loi avait été mal interprétée par les matérialistes qui, comme nous le voyons encore aujourd'hui, suppriment l'intelligence et n'admettent que la sensation. On connaît la théorie de la sensation transformée. La rectification de Leibnitz est donc nécessaire et ne peut inquiéter des positivistes qui, marchant d'un pas assuré sur un terrain qu'ils connaissent, peuvent aborder ces difficiles problèmes sans crainte de tomber immédiatement en théologie ou en métaphysique. Il n'y a en dehors de nous que des *faits* que nous percevons par nos sens.

Mais si nous ne voulons pas, comme les idiots, nous borner à contempler inutilement ces faits, nous devons les relier entre eux, de manière à construire des théories et à établir des *lois*. Les lois ou faits généralisés qui nous dirigent dans la pratique sont donc découvertes et en partie construites par notre cerveau, réagissant sur le monde extérieur.

Ce concours nécessaire entre le cerveau et le monde, pour la formation d'une notion quelconque, a été bien établi par Kant, dans sa distinction entre le subjectif et l'objectif. Les successeurs de Kant, en vrais Allemands qu'ils étaient, ont tiré de ce pas important vers le relativisme, une *philosophie de l'absolu* et *l'idéalisme transcendantal*. La philosophie française, toujours réelle et précise, quand elle n'est pas altérée par les pauvretés de l'éclectisme, en a tiré précisément le contraire.

Complétant Aristote et Leibnitz par Kant, et systématisant les vues de Hume et de Diderot, Auguste Comte a enfin établi que l'esprit n'est pas et ne doit pas être passif dans ses rapports avec le monde, et que l'état du sujet apporte toujours une modification à l'appréciation de l'objet ; que toutes nos conceptions sont à la fois objectives et subjectives, et que *nos constructions subjectives sont toujours subordonnées à nos matériaux objectifs.*

Deuxième loi statique. — Telle est la première loi intellectuelle posée par Auguste Comte. Mais elle serait insuffisante pour caractériser la raison, puisqu'elle convient également à la folie. Dans nos plus grands écarts d'imagination, nous ne cessons jamais de tirer du dehors les matériaux avec lesquels nous construisons nos combinaisons fantastiques. Pour que le dedans puisse se subordonner au dehors, il ne suffit pas que le fond de nos pensées vienne des sensations, il faut que la sensation soit prépondérante.

La constitution statique de l'entendement nécessite donc la loi suivante : *Les images intérieures sont moins vives et moins nettes que les impressions extérieures d'où elles émanent.*

« C'est seulement ainsi qu'il peut s'établir une véritable *subordination* du cerveau envers un milieu vraiment prépondérant. Sans une telle condition, le commerce mental de l'homme avec le monde ne comporterait aucune règle fixe. Car nos impulsions intérieures viendraient toujours troubler les impressions extérieures au point d'empêcher souvent nos moindres appréciations (1). »

Troisième loi statique. — Cette seconde loi ne complète pas encore l'état normal de l'entendement. Un seul objet peut susciter, d'après la diversité des circonstances, plusieurs images différentes. Or, on conçoit aisément que si ces images, quoique toutes inférieures à l'impression correspondante, étaient pourtant égales entre elles, il en résulterait pour l'esprit une confusion insurmontable. C'est ce qui a lieu dans les prodromes de la folie. Ceci nous conduit à la troisième loi intellectúelle dont voici la formule :

L'image normale est plus vive que celles que l'agitation cérébrale fait simultanément surgir.

La théorie statique de l'entendement est

(1) Auguste Comte, *Philosophie positive*, t. III, p. 19.

ainsi achevée. Le dedans cesse de pouvoir troubler le dehors et subit au contraire sa prépondérance nécessaire. L'*ordre* extérieur devient ainsi, par rapport au cerveau, un aliment, un stimulant et un régulateur, comme envers toutes les autres classes de phénomènes biologiques.

Loi logique de philosophie première. — Tous nos jugements résultant d'un certain mélange d'impressions objectives et d'élaboration subjective, on doit se demander quel est le degré exact de chacun de ces deux éléments qui constitue l'état normal. Ce degré ne peut pas être fixé d'une manière rigoureuse, puisqu'il n'y a pas de limite précise entre la raison et la folie, la santé et la maladie. L'existence d'un être comporte des variations assez étendues, et ce n'est que quand les limites de variation sont dépassées qu'elle devient impossible. Mais on peut fixer une moyenne idéale autour de laquelle oscille la réalité. Or cette moyenne, dont l'esprit humain tend toujours à se rapprocher, consiste en cette loi capitale de philosophie première qui prescrit de *cons-*

truire toujours l'hypothèse la plus simple que comporte l'ensemble des documents à représenter.

Puisque toute théorie doit finalement aboutir à représenter le dehors, il faut que le cerveau devienne, autant que possible, un miroir fidèle de l'ordre extérieur. Aussi le progrès mental, depuis l'origine de notre espèce, a-t-il toujours consisté dans une diminution graduelle de l'élément subjectif, d'abord prépondérant, et dans une augmentation correspondante de l'élément objectif. Quelle que puisse être, dans l'avenir, la domination de la méthode subjective, elle ne sera jamais ce qu'elle a été. Tous nos jugements quelconques sur les hommes ou sur les choses ne sont, il est vrai, que des hypothèses plus ou moins rigoureuses, dans lesquelles le cerveau fournit les liens qui réunissent les différentes observations sans cela incohérentes. Mais il est évident que toute complication, outre qu'elle susciterait un travail stérile, deviendrait une véritable aberration et un commencement de folie.

Complément affectif de la loi logique. — Ce principe est d'autant plus difficile à suivre qu'il exige non-seulement la netteté de l'intelligence, mais aussi le calme des passions. Pour *voir les choses comme elles sont*, il faut, outre les conditions intellectuelles directes, être dépourvu de tout sentiment exagéré de malveillance et même de bienveillance. On a dit avec raison que la haine était aveugle, mais on l'a dit aussi de l'amour, ce qui revient à reconnaître qu'en réalité, les passions excessives, quelles qu'elles soient, nous empêchent de voir juste et nous poussent à faire des appréciations qui ne sont pas conformes aux documents ; et, par conséquent, à faire des hypothèses trop compliquées, soit pour condamner, soit pour absoudre. Bien que le premier cas soit le plus fréquent, le second se rencontre assez souvent. Mais comme l'esprit dans l'état d'unité ne peut jamais penser que sous une impulsion affective quelconque, égoïste ou altruiste, la logique positive prescrit de se garantir surtout des impulsions malveillantes qui, outre leur multiplicité qui rendrait incohérente toute méditation, sont aussi plus violentes et plus impérieuses. L'influence de la bienveillance ne devient exagérée que dans le cas de folie, alors que l'esprit cesse d'être le ministre du cœur pour devenir son esclave. Donc, pour être aussi simples que possible, *nos hypothèses doivent être autant dépouillées de malveillance que de surcharge.*

Stabilité des opinions. — De l'ensemble de ces lois résulte la stabilité des opinions, qui est un des caractères de la raison. Les changements qu'elles éprouvent alors ne sauraient être que des modifications lentes résultant d'observations plus complètes ou de transformations que l'âge fait subir à nos sentiments. Mais tout serait livré à l'arbitraire si ces variations normales n'étaient soumises à une loi. Elle existe, et a été découverte par Auguste Comte.

Loi intellectuelle dynamique. — Comme j'ai surtout en vue dans cette thèse les phénomènes dynamiques, je vais donner cette loi avec quelques détails.

Si l'on considère, d'une manière abstraite,

la marche de l'intelligence humaine depuis l'origine des sociétés, on se trouve en présence de deux manières essentiellement distinctes et même radicalement incompatibles d'expliquer les phénomènes naturels. D'après la première, une volonté indiscutable régit tout. Si les astres se meuvent dans tel ou tel sens, si une pierre tombe, si une maladie vient nous surprendre, c'est Dieu qui l'a voulu, et il lui serait tout aussi facile de vouloir le contraire. Voilà l'interprétation théologique dans toute sa pureté.

Dans la seconde, fruit d'une étude patiente et d'une longue observation, la recherche du *pourquoi* est écartée comme inaccessible ; mais on reconnaît que tout, dans la nature, suit une marche régulière et fatale, que les phénomènes sont reliés entre eux par des rapports non arbitraires de succession ou de similitude, et l'on donne le nom de *lois* aux faits généralisés qui expriment ces rapports d'une manière plus ou moins précise. C'est l'interprétation émanée de la science, ou interprétation positive.

Entre ces deux méthodes il y a un abîme, et l'esprit humain eût été trop faible pour le franchir d'un seul bond, si la philosophie métaphysique, tenant par une de ses extrémités à la théologie et par l'autre au positivisme, n'était venue leur servir de pont et les réunir ainsi l'une à l'autre.

La valeur de la métaphysique tient, on peut le dire, à son peu de consistance et de précision. Les entités dont elle se sert peuvent être considérées alternativement, ou comme des êtres doués d'une existence propre, ou comme de simples représentations abstraites, selon que celui qui les emploie est cérébralement plus rapproché du réalisme que du nominalisme, de la théologie que de la science. Tel est, par exemple, le mot *Nature*. Rien de plus fréquent que d'entendre dire : la bonté inépuisable de la Nature..., la prévoyance de la Nature..., la Nature, qui a son but, a voulu que... Ici la Nature est bien évidemment une puissance plus vague et plus indéterminée que les personnages divins, mais pensant, voulant et agissant. D'autre fois, au contraire, le mot *Nature* n'est plus qu'une abstraction, un signe par lequel on désigne un ensemble de phénomènes, sans jamais songer à lui attribuer une volonté ou un but. Ainsi, grâce au vague inhérent à la philosophie métaphysique, l'esprit passe insensiblement et presque sans s'en douter de l'état pleinement théologique à l'état franchement positif. Telle est la principale loi sociologique découverte par Auguste Comte. Elle peut se résumer ainsi :

Toutes les conceptions humaines vont de l'état fictif ou théologique à l'état positif ou scientifique, en passant par l'état abstrait ou métaphysique.

Loi complémentaire, classification des sciences. — Considérée isolément, cette loi ne paraît pas d'abord exacte. Ne voyons-nous pas, en effet, les théologiens les plus convaincus employer dans leurs recherches la méthode positive? Ne voyons-nous pas les savants les plus renommés et les génies les plus illustres reconnaître l'existence d'une volonté supérieure et s'incliner devant elle, et presque tous nos contemporains ne sont-ils pas à la fois théologiens ou métaphysiciens en politique, et positivistes en géométrie ou en chimie? La loi dynamique citée plus haut serait donc fausse et l'état réel de notre intelligence consisterait à employer différentes méthodes selon la nature du sujet que l'on traite.

Une seconde loi complémentaire de la première résout cette apparente contradiction. Elle consiste dans le classement de nos connaissances réelles, ou des sciences, d'après leur complication croissante et leur généralité décroissante. Mathématique, Astronomie, Physique, Chimie, Biologie, Sociologie et Morale, telle est la grande hiérarchie des sciences, échelle de l'intelligence désirée par Bacon, et enfin constituée par A. Comte, qui nous conduit des spéculations les plus simples et les plus générales aux spéculations les plus complexes et les plus spéciales. L'esprit positif n'a envahi que successivement ces différents domaines. Pendant longtemps borné au groupe mathématico-astronomique, il s'empare plus tard de la physique, puis de la chimie, et enfin de la biologie. La différence qui existe aujourd'hui entre les représentants de l'école positive et ceux qui la combattent n'est donc pas aussi grande qu'on pourrait le croire tout d'abord. Tous, sans exceptions, sont positivistes quant aux sciences inférieures; tous pensent de même en astronomie, en physique et en chimie, et parmi ceux qui invoquent le plus résolûment l'intervention divine dans les affaires humaines, aucun ne penserait à arrêter un train de chemin de fer lancé à toute vitesse au moyen d'une prière, ce qui serait pourtant, dans leur hypothèse, le seul moyen rigoureusement logique. Ce qui caractérise les positivistes, c'est l'intention, hautement avouée, d'étendre la méthode scientifique jusqu'au domaine sociologique et moral, jusqu'ici réservé à la théologie ou à la métaphysique, et de fonder ainsi une parfaite unité mentale, et par suite une complète harmonie cérébrale. Si l'on considère que depuis plus de deux mille ans que l'Humanité est entrée dans cette voie avec Thalès et Pythagore, elle ne l'a plus abandonnée, et que chaque siècle a été marqué, au contraire, par une nouvelle conquête, on doit, malgré quelques craintes légitimes, avoir confiance dans l'issue de la lutte à laquelle nous assistons. Le positivisme triomphera, j'en suis convaincu ; mais il faut laisser aux intelligences, même supérieures, le temps de s'y habituer, et aux générations nouvelles le temps de grandir.

Notre état mental, parvenu à sa complète maturité, est donc l'état positif, caractérisé par l'admission, dans toutes les branches de nos connaissances, de fatalités modifiables.

La loi dynamique se vérifie chez l'individu comme dans l'espèce. — L'évolution de l'individu ne diffère pas essentiellement de celle de l'espèce. Il faut seulement y introduire une distinction importante relative aux deux formes du positivisme : l'une, pratique et concrète, commune à tous les cerveaux ; l'autre, théorique et abstraite, propre seulement aux esprits systématiques. En parlant de l'évolution collective, j'avais surtout en vue cette dernière forme ; il faut maintenant songer plutôt à la première.

En effet, il est impossible de vivre pendant quelques années, sans acquérir, par le seul fait de l'habitude, un certain nombre de connaissances purement spéciales, mais parfaitement réelles, sur les choses qui nous touchent du plus près, et dont l'existence nous affecte chaque jour. Un sauvage sait parfaitement que telle pierre est lourde et qu'elle tombe, sans avoir, pour cela, aucune idée des lois de la pesanteur. Cette observation empirique, généralisée plus tard, sera le point de départ des théories scientifiques, et prendra le caractère de loi fatale pour tous les corps et dans tous les cas. Mais, pour le moment, la connaissance reste spéciale. Que l'on vienne dire à ce même sauvage que la pierre a changé de place ou qu'un homme vient de s'envoler dans les airs, il trouvera la chose parfaitement naturelle.

On s'explique ainsi comment certaines notions, s'accumulant à la longue et se transmettant de génération en génération, constituent, au-dessous du théologisme, qu'elles altèrent sans l'attaquer ouvertement, un vaste trésor de positivité non systématique qui dirige la vie pratique. C'est ainsi qu'a pu naître et se développer, sous une doctrine hostile, l'action de l'homme sur la matière. Cette contradiction entre la théorie et la pratique a duré jusqu'à nos jours, et persiste chez tous ceux qui ne sont pas entièrement positivistes.

Voilà comment, bien que la systématisation positive ait commencé seulement dans l'École de Thalès, et soit à peine accomplie chez un petit nombre d'entre nous, on peut dire cependant que le positivisme commence avec notre espèce et que tout homme devient d'autant moins théologien et d'autant plus positiviste qu'il avance vers l'âge mûr.

L'enfant, en effet, est théologien quoi qu'on fasse, et son théologisme commence par le fétichisme. Pour lui, tout vit, et il suppose à tout des affections et des volontés analogues aux siennes. Pour s'assurer de ce fait, il ne faut pas lui demander des théories; mais il suffit de le laisser parler et de le regarder agir et jouer, puisque le jeu est, à cette époque, la principale forme de l'activité. Les mères, du reste, ne s'y trompent pas. L'observation empirique et leur état mental, peu disposé à l'abstraction, les inspirent mieux pour le gouvernement de leur petite famille que nos théories trop savantes. Il serait difficile de déterminer l'époque exacte où finit le pur fétichisme; mais il me semble que l'on peut, sans erreur grave, le prolonger jusqu'à l'époque de la seconde dentition.

Ensuite apparaît la phase polythéique, comme l'indique la prédilection des enfants d'un certain âge pour les métamorphoses et les contes de fées, et bientôt après, sous l'influence du milieu actuel, le monothéisme d'abord sous une forme naïve, rappelant le monothéisme juif, et, enfin, sous la forme plus abstraite de la métaphysique moderne. Pendant ce temps-là, les notions positives s'accumulent ; je n'ai pas à revenir sur ce que j'ai dit plus haut.

Je ferai seulement remarquer que l'influence de l'éducation et du milieu est considérable, pour diminuer ou augmenter la durée de chacune de ces phases, et peut même aller jusqu'à en supprimer quelques-unes. Auguste Comte prétend qu'il n'y a de véritablement inévitable dans le théologisme que la période initiale ou fétichique, et qu'une éducation systématique peut supprimer les autres, non-seulement chez l'individu, mais encore chez les populations restées à l'état fétichique et sur lesquelles nous aurons plus tard à agir systématiquement.

Marche rétrograde. — La loi d'évolution est donc la même pour l'individu que pour l'espèce, mais cette progression régulière vers le vrai s'arrête aux limites de la vieillesse, et de plus elle peut être troublée par le développement d'un état maladif.

Au début de la vieillesse, les modifications
apportées par l'âge dans les différentes fonctions du cerveau n'altèrent pas sensiblement
l'unité établie. C'est un état d'équilibre plus
ou moins parfait, dans lequel on commence
à peine à démêler les premiers indices de
l'affaissement futur. Le vieillard persiste alors
dans les idées qu'il a soutenues toute sa vie,
et il leur donne souvent plus de maturité et
de consistance. Mais il cherche plutôt à développer les conceptions de sa jeunesse qu'à en
créer de nouvelles. La source de l'invention
et de l'inspiration fécondes est tarie. Cette
difficulté de se modifier d'après les acquisi-
tions nouvelles de la théorie ou de la pratique
va souvent jusqu'à ne pas en comprendre toute
la valeur et à les traiter un peu dédaigneu-
sement de *nouveautés*. Les génies les plus
supérieurs ont eu, à un certain âge, de ces
injustices pour leurs jeunes rivaux. Kant, devenu vieux, ne pouvait, nous dit-on, que
difficilement comprendre les objections faites
à son système. Il n'y a pas encore là décadence, et c'est un véritable honneur pour notre
espèce que ces hommes qui, parvenus aux
extrêmes limites de la vieillesse, peuvent fournir aux jeunes générations, groupées autour

d'eux, le type le plus accompli d'une grande vie, qui est, suivant la belle expression de de Vigny : une pensée de la jeunesse réalisée par l'âge mûr.

Malheureusement, il n'en est pas toujours ainsi, et, bien souvent, le vieillard ne peut soutenir jusqu'à son lit de mort les nobles aspirations de sa vie. La décadence intellectuelle se manifeste alors par un retour plus ou moins marqué au théologisme. Ce cas est rare, si l'on ne considère que les grandes natures, parce qu'il faut alors une altération déjà profonde des sentiments et des idées, mais il est très-fréquent, au contraire, chez les esprits vulgaires, parce qu'ils sont si près du théologisme que la moindre diminution dans la vigueur intellectuelle ou la simple réaction irréligieuse du sentiment de la peur les y ramène aussitôt. C'est le triste exemple que nous donne cette école pseudo-libérale et pseudo-philosophique, qui a brillé d'un si vif éclat sous la Restauration et dont nous voyons les derniers représentants s'éteindre chaque jour sous nos yeux. Au fond, ils n'ont pas beaucoup changé. Mais il est quelques natures vraiment vigoureuses qui, au déclin de leur vie, ont subi, à certain degré, l'affaissement théologique, et quelques-uns de ces faits sont devenus des arguments aux yeux des écrivains rétrogrades. Étrange naïveté de convenir implicitement que l'on défend une doctrine qui peut convenir à des vieillards affaiblis ou à des malades, mais dont ces mêmes hommes ne veulent pas quand ils sont en possession de toute leur vigueur et de toute leur intelligence.

Enfin, dans un dernier degré, qui s'accompagne toujours, à mon avis, d'une altération appréciable de la substance cérébrale, le vieillard *tombe en enfance*, pour me servir d'une expression vulgaire, mais parfaitement exacte. Elle signifie pour moi revenir à l'état mental de l'enfance, au fétichisme. Seulement, au lieu du gracieux spectacle d'une intelligence qui ne sait pas encore et qui veut tout savoir, on a la vue attristante d'une intelligence qui s'éteint et ne sait plus.

Comme on le voit, la décadence sénile reproduit, mais en sens inverse, la marche ascendante précédemment décrite, de manière à former une véritable courbe dont l'équation pourrait être trouvée, si les phénomènes étaient moins compliqués ou si notre force cérébrale était plus grande. Il est parfaitement impossible que l'analyse mathématique en arrive jamais là, mais en indiquant ici la possibilité d'une pareille extension, je veux simplement affirmer, conformément au dogme positiviste, que rien n'est arbitraire et que les phénomènes les plus élevés de l'ordre moral sont soumis à des lois dont la précision est moins grande, mais dont la certitude est aussi complète que celle des phénomènes mathématiques.

Les considérations auxquelles nous venons de nous livrer, nous permettent donc de conclure que : Chez l'individu comme dans l'espèce, les conceptions passent de l'état théologique à l'état positif, par l'intermédiaire métaphysique.

Nous connaissons à présent toutes les lois de l'intelligence, tant statiques que dynamiques. Nous avons éliminé de cette étude importante et l'arbitraire et l'absolu, ces deux notions anti-scientifiques, et nous pouvons aborder les phénomènes de la folie qui, sans ce préambule, resteraient vagues et incompréhensibles.

DEUXIÈME PARTIE

État pathologique.

—

Loi de Broussais.—Pour passer de la conception de l'état normal à celle de l'état anormal,
ou de folie, il suffit de se rappeler la loi capitale de Broussais, que j'ai indiquée en débu-
tant, et qui, systématisée et généralisée par
A. Comte, est devenue une loi de philosophie
première dont voici l'énoncé :

*Les modifications quelconques de l'ordre uni-
versel se trouvent bornées à l'intensité des phénomènes, dont l'arrangement demeure inalté-
rable.*

Tel est le point de vue auquel il faut étudier les variations qui constituent l'état patho-

logique de l'entendement. Nous allons voir que, pour le cas spécial dont je m'occupe, cette règle se vérifie entièrement et qu'il n'y a rien absolument de nouveau dans l'état de folie, si ce n'est l'intensité plus ou moins grande de certains phénomènes normaux.

EXCÈS DE SUBJECTIVITÉ.

Ainsi le fait fondamental consiste en une simple exagération de l'activité propre aux cellules nerveuses du cerveau, c'est à-dire en un *excès de subjectivité*. Cet excès de subjectivité a pour conséquence deux phénomènes relatifs, le premier aux *idées* ou à la contemplation, le second aux *pensées* ou à la méditation. Ces deux phénomènes sont : 1° la *prédominance des images subjectives* ; 2° la *transformation des hypothèses*. Arrêtons-nous un instant sur chacun d'eux.

PRÉDOMINANCE DES IMAGES SUBJECTIVES. —

HALLUCINATIONS.

Je donne au mot *image* toute la généralité abstraite qu'il comporte. Il y aura donc autant d'espèces d'images que l'on admettra de sens distincts. J'en admets huit, d'après A. Comte : un général, le tact ; sept spéciaux : la musculation, la gustation, la calorition, l'olfaction, l'audition, la vision et l'électrition.

Dans l'état de folie, comme dans l'état de raison, le cerveau tire du dehors, par les sens, les matériaux de ses conceptions. La première loi intellectuelle n'est donc pas atteinte et les images les plus fantastiques ne sont que des combinaisons anormales de souvenirs. Mais il n'en est pas de même des deux autres lois. Si le dehors fournit toujours l'aliment et le stimulant, il cesse d'être le régulateur. Il n'y a plus subordination et harmonie entre les deux éléments subjectif et objectif de nos conceptions, mais conflit entre les impressions extérieures et l'action intérieure du cerveau. Ce conflit résulte de ce que les souvenirs deviennent plus nets ou au moins aussi nets que les sensations. C'est à ce phénomène qu'on a donné le nom d'*hallucination*.

On comprend que lorsque les images intérieures deviennent aussi intenses que les images extérieures, notre état mental ne comporte plus aucune consistance et notre existence pratique devient indisciplinable. Car l'appréciation du dehors se trouve radicalement troublée par cette énergique concurrence du dedans, et, de plus, la perturbation provient, à la fois, de beaucoup d'images indépendantes dont l'égalité de force empêche toute harmonie mutuelle. Nous avons alors le phénomène de l'*incohérence*.

Une expérience, que tout le monde peut faire, prouve combien le fonctionnement normal de notre intelligence dépend de sa subordination au monde extérieur, et avec quelle facilité survient l'incohérence dès que l'esprit veut se soustraire à cette domination. Si nous fermons les yeux pendant quelque temps, nos méditations deviennent aussitôt vagues et sans consistance. Ainsi le spectacle du dehors sert de régulateur au cerveau, même quand nous ne pensons pas aux objets que nous avons sous les yeux. Le fait est encore plus manifeste pendant le sommeil où les rêves arrivent à un véritable état d'incohérence complète que le réveil dissipe immédiatement.

L'expérience inverse est, du reste, tout aussi concluante. Si nous avons les sens ouverts à toutes les impressions venues du dehors, et que le milieu lui-même soit perturbé, la méditation devient impossible et le travail intellectuel, malgré les efforts les plus vigoureux, ne peut consister qu'en contemplations vagues et n'ayant entre elles aucun rapport et aucun lien, comme dans le cas suivant, que tout le monde peut vérifier.

Il nous est très-difficile de faire un travail qui demande quelque attention dans une chambre où se fait une conversation ou une lecture à haute voix. Quelques personnes, douées d'une attention peu commune, peuvent parvenir à s'isoler dans un pareil milieu. Mais que l'on trouble davantage le milieu, que l'on suppose une discussion un peu vive ou des éclats de rires au lieu d'une simple conversation, et aucun cerveau ne pourra y résister. Les bruits qui nous entourent venant se jeter au travers de nos méditations, les rendent bientôt fatigantes et incohérentes. Or, si l'incohérence se produit si facilement sous l'influence d'une distraction un peu énergique, qu'adviendra-t-il quand de nombreuses images visuelles, auditives, olfactives, etc., viendront se présenter rapidement à notre cerveau avec une intensité aussi grande que si elles émanaient d'une impression immédiate. C'est précisément le cas de l'incohérent.

Degré d'intensité des images. — Mais il y a dans l'intensité des images, des degrés qui influent sur les caractères du délire et rendent compte de certaines particularités importantes relatives à sa formation. J'admets deux degrés correspondant aux deux dernières lois intellectuelles statiques.

Dans le premier, toutes les images subjectives ont la même intensité, mais elle est inférieure à celle des impressions correspondantes; dans le second degré, l'intensité est égale, sinon supérieure aux impressions venues du dehors.

Le premier degré constitue plutôt le prodrome de la folie que la folie confirmée. Malgré le trouble qui en résulte, il reste à la méditation un point de repère pour apprécier le caractère subjectif des images, et la raison peut être conservée, comme le prouve l'observation suivante d'Abercrombie.

OBSERVATION I. — On lit dans l'ouvrage d'Abercrombie l'observation d'un homme qui a été toute sa vie tourmenté par des hallucinations. Cette disposition était telle que, lorsqu'il rencontrait un ami dans la rue, il ne savait d'abord s'il voyait une personne véritable ou un fantôme. Avec beaucoup d'attention il pouvait constater une différence entre eux. *« Les traits de la figure réelle étaient plus arrêtés, plus finis que ceux du fantôme,* mais en général il corrigeait les impressions visuelles en touchant et en écoutant le bruit des pas (1). »

Lorsque l'image devient définitivement aussi nette que l'impression, la situation est plus grave. Toutefois la folie n'est pas inévitable, si un seul sens est atteint et si les renseigne-

(1) C. Brierre de Boismont, *Hallucinations*, p. 58.

ments fournis par les autres peuvent aider à rectifier l'erreur. L'exemple suivant fera comprendre ma pensée.

OBSERVATION II. — « Je connais un homme respectable, plein de santé, de candeur, de jugement et de mémoire, qui, en pleine veille et indépendamment de toute impression du dehors, aperçoit de temps en temps devant lui des figures d'hommes, de femmes, d'oiseaux, de bâtiments, etc. Il voit ces figures se donner différents mouvements, s'approcher, s'éloigner, fuir, diminuer et augmenter de grandeur, paraître, disparaître, reparaître : il voit des bâtiments s'élever sous ses yeux, et lui offrir toutes les parties qui entrent dans leur construction extérieure. Les tapisseries de ses appartements lui paraissent se changer tout à coup en tapisseries d'un autre goût et plus riche. D'autres fois il voit ces tapisseries se couvrir de tableaux qui représentent différents paysages. Un autre jour, au lieu de tapisseries et d'ameublements, ce ne sont que des murs nus et qui ne lui présentent qu'un assemblage de matériaux bruts....

« Toutes ces peintures lui paraissent d'une netteté parfaite et l'affectent avec autant de vivacité que si les objets eux-mêmes étaient présents ; *mais ce ne sont que des peintures, car les hommes et les femmes ne parlent point et aucun bruit n'affecte son oreille…..* Ce vieillard ne prend point, comme les visionnaires, ces visions pour des réalités. Il sait juger sainement de toutes ces apparitions et *redresser toujours ses premiers jugements* (1). »

On voit par la dernière phrase qu'il y a, dans ce cas-là, erreur ; mais que la méditation, aidée des autre sens, peut la rectifier. C'est du reste ce qui avait déjà lieu dans l'observation précédente, où l'halluciné jugeait d'après le toucher et l'absence de bruit.

Hors ces cas, l'hallucination entraîne nécessairement la conviction ; et comment pourrait-il en être autrement ? J'ai entendu des aliénés hallucinés répondre au médecin qui cherchait à les convaincre de la fausseté de leurs sensations : « Mais, monsieur, si vous voulez que je ne croie pas à ce que je vois et à ce que j'entends, je ne dois pas croire non plus que

(1) Charles Bonnet, *Essai analytique sur les facultés de l'âme,* ch. II, p. 426.

vous êtes devant mes yeux et que vous me par-
lez. » Ils avaient raison.

Fréquence et multiplicité des images. — Le
degré d'intensité n'est pas le seul élément dont
il faille tenir compte dans la production des images ; il faut s'occuper aussi de leur fréquence
et de leur multiplicité. On comprend que la
succession rapide et continue d'images nombreuses empêchera toute systématisation quelconque. Le malade, assailli par des tourbillons
d'idées, sera en proie à l'incohérence la plus
complète ; mais, la tempête passée, le calme et
le bon sens reviendront presque en même
temps. Il sera incapable de se rendre le moindre compte de ce qui s'est passé ; mais il n'aura
pas d'idées fixes, pas de conceptions délirantes.
C'est ainsi que nous voyons un grand nombre
de délires généraux se dissiper sans laisser de
trace. Il y a tels maniaques qui ont guéri six
fois et plus, au bout de peu de temps. Dans le
cas, au contraire, où les hallucinations sont
trop peu fréquentes pour amener l'incohérence,
une idée délirante se forme en rapport avec la
nature des images. C'est surtout le cas de la

monomanie. C'est cette formation d'idées nouvelles, qui fournit des matériaux à la transformation des hypothèses, que nous allons bientôt
examiner.

La prédominance des images subjectives
produisant l'incohérence, tel est donc le phénomène par lequel la contemplation, échap-
pant à la domination du monde extérieur,
amène la folie. La distinction entre les différents organes intellectuels est si complète, que
le trouble peut en rester là indéfiniment. Les
organes de la méditation qui ont formé, d'après
les renseignements antérieurs à la maladie,
des jugements et des opinions, peuvent, avec
leur aide, rectifier les données de la région
contemplative et déclarer qu'il y a erreur,
contradiction ou impossibilité. Les cas exis-
tent. Un grand nombre d'hallucinés, de monomaniaques, de maniaques même, savent qu'ils
sont malades et apprécient leur état, en dehors
des moments passagers de trouble trop violent.
Nous allons voir maintenant ce qui se passe
quand la méditation elle-même est atteinte par
l'excès de subjectivité.

TRANSFORMATION DES HYPOTHÈSES.

Le second phénomène, avons-nous dit au début, par lequel se caractérise l'excès de subjectivité de la région intellectuelle, est relatif à la région méditative et consiste dans la *transformation des hypothèses*. Ce point est capital : développons-le avec soin.

De l'hypothèse positive. — Sa condition intellectuelle ou objective. — Nous savons déjà que toutes nos théories positives, que l'on prend pour des vérités absolues, ne sont que des hypothèses que l'expérience a confirmées jusqu'à ce jour, mais que des documents nouveaux peuvent nous forcer à modifier. Toute notion réelle est relative. Il n'y en a pas une qui soit aujourd'hui ce qu'elle était à l'origine de notre espèce. La morale, malgré ses prétentions absolues, est la plus relative de toutes les sciences, parce qu'elle est la plus compliquée ; mais les sciences physiques les plus certaines n'échappent pas à cette condition. La gravitation, a dit A. Comte, n'est pas plus vraie pour toutes les distances que la loi de Mariotte pour toutes les pressions.

Dans l'état de raison, nos opinions se transforment donc, mais d'une manière qui n'est pas arbitraire; voilà ce qu'il ne faut pas oublier. Elles s'efforcent de représenter de plus en plus exactement le spectacle extérieur en formant l'hypothèse la plus simple compatible avec l'ensemble des documents à représenter. C'est ainsi que nous avons vu se succéder les notions positives sur la forme de la terre.

La première idée qui devait venir à l'esprit, c'est qu'elle était plate. C'était évident et ce l'est encore quand on ne dépasse pas certaines limites. Un homme qui, au début, sans motif, sans observations, serait venu soutenir qu'elle était sphéroïdale ou elliptique, aurait été, tout en disant peut-être juste, non pas un homme de génie, mais un simple aliéné.

Plus tard on comprit que la première hypothèse n'était plus en rapport avec les faits observés. Puisque la terre paraissait ronde, on la supposa sphérique. Toute autre complication eût été superflue. Enfin de nos jours, de nou-

veaux renseignements nous forcent à la consi-
dérer comme un sphéroïde renflé à l'équateur
et aplati vers les pôles. Peut-être cette approxi-
mation suffira-t-elle définitivement, peut-être
faudra-t-il encore la modifier. Mais aujourd'hui
nous en sommes là et la marche suivie a été
rigoureusement logique. La notion que nous
avons de la forme de la terre est un type de
notion positive. C'est une hypothèse construite
par notre cerveau d'après un ensemble d'observations ; car personne, que je sache, n'a
encore embrassé la planète d'un seul coup
d'œil pour constater cette forme *de visu*.

Sa condition morale ou subjective. — Mais
la vérité devenant relative, cesse de pouvoir
être, comme dans la métaphysique ou la théologie, le résultat d'une inspiration ou d'une
révélation. Elle exige, pour être connue, des
efforts puissants et soutenus, des recherches
nombreuses et prolongées, et personne, quel
que soit son génie, ne peut avoir la prétention
de se substituer à la série des grands hommes
qui l'ont découverte et formulée. La subordination de l'individu à l'Humanité est donc

aussi nécessaire à la santé cérébrale que sa subordination à l'ordre extérieur. C'est par ce moyen seulement qu'il peut y avoir des opinions communes, indispensables à toute société. Dès qu'on s'en affranchit, au contraire, on tombe dans l'incohérence et la divagation.

C'est de cette double subordination que résulte l'opinion commune d'un temps, d'un peuple, d'une époque. Elle n'est donc pas arbitraire et doit toujours être respectée. Ceux-là même qui, par la supériorité de leur intelligence, sont destinés à la modifier énergiquement, ont toujours donné, quand ils étaient de véritables philosophes, l'exemple de la soumission préalable. Tel est le cas du révolutionnaire Descartes, et celui plus caractéristique encore d'A. Comte. C'est là le cachet du génie. Et d'ailleurs les modifications qu'ils proposent sont toujours conformes à la loi logique que nous avons énoncée.

Formation d'une hypothèse nouvelle par l'aliéné. — Elle est toujours moins simple et moins exacte que celle qu'elle remplace. — L'aliéné, au contraire, s'affranchit ouvertement de la domination de l'Humanité et de celle du monde extérieur, ou du moins il a l'intention de s'en affranchir, car au fond il n'invente rien et se borne, en général, à restaurer des idées abandonnées. Fermant les yeux à l'évidence et dédaignant les opinions courantes, il va faire lui-même sa théorie. Or, comme la théorie commune, élaborée par les plus grands génies, répond toujours, autant que le comporte l'époque, à ces deux conditions d'être aussi simple que possible, et de représenter l'ensemble des documents obtenus, l'aliéné en fera nécessairement une qui répondra beaucoup moins bien à ces deux conditions.

L'hypothèse la plus simple que l'on puisse faire en dehors de celles qui sont positives, est certainement l'hypothèse fétichique. Un homme dont je cite l'observation plus loin se croit poursuivi par les locomotives, qui veulent le tuer. Il n'y a là ni êtres abstraits ou fictifs, ni fluides, ni influences occultes, etc. Mais en confondant le mouvement avec la vie, cet homme ne tient pas compte des notions définitivement établies par la science, et de plus, en accordant aux locomotives des passions et des volontés, il admet une chose qui n'a jamais pu être constatée, bien qu'elle ne soit par elle-même ni impossible ni contradictoire.

L'hypothèse est donc trop subjective et ne tient pas compte des documents que nous possédons. Elle ne peut être faite que par un fou.

Si nous passons maintenant au théologisme pur, c'est une bien autre affaire. Les divagations deviennent infinies. Dès qu'il a créé un être fictif, l'aliéné peut le faire manœuvrer à sa guise, et il ne s'en prive pas.

OBSERVATION III. — Un aliéné voit un chat. Rien de plus simple pour nous, mais non pas pour lui. Au lieu de constater simplement qu'il voit un chat, il va faire une ou plusieurs hypothèses qui ne sont nullement l'expression du phénomène. Pourquoi ce chat ? ce n'est pas naturel; c'est évidemment Dieu qui me l'envoie ; ce doit être un démon...., et voilà comment la simple vue d'un chat, lorsqu'elle traverse le cerveau d'un aliéné, peut devenir un événement important par le fait d'une hypothèse arbitraire. Je copie textuellement les vers suivants dans les écrits du malade.

CHANT MIRACULEUX

VISION D'UN DÉMON SOUS LA FORME D'UN CHAT

Sous la forme d'un chat gris, aux lunes verdâtres,
Et dont le Christ m'a dit : voilà la vision
Que tu m'as demandée en tes rêves folâtres,
Sans nul doute, j'ai vu l'esprit le plus félon.
Un instant, tout tremblant, j'ai regardé le traître,
Qui, devant moi, courbé, restait tranquillement.
Puis, je l'ai vu sans bruit, s'enfuir par la fenêtre.
Le Christ me soutenait dans ce crucifiement.

Ainsi, le démon, une vision, une promesse du Christ, un crucifiement, voilà certes une hypothèse bien compliquée pour un phénomène aussi simple, et je n'ai pas besoin d'insister pour faire comprendre que tout cela n'était pas compris dans le phénomène ; que c'est le cerveau du malade qui l'a tiré de son propre fonds ; qu'il y a par conséquent excès de subjectivité ou folie.

Complication de l'hypothèse. — Mais comment des malades qui raisonnent et quelquefois assez logiquement, peuvent-ils combattre les objections qu'on leur fait, et comment surtout peuvent-ils expliquer les contradictions palpables entre leurs théories et les faits ? Par un procédé unique et constant ; en compliquant davantage leur hypothèse déjà trop compliquée. *Exemple,* cette réponse de don Quichotte :

OBSERVATION IV. — « J'aperçois, dit-il, trente démesurés géants auxquels je pense livrer bataille et ôter la vie. — Prenez garde, dit Sancho, ce sont des moulins à vent. » — Don Quichotte n'en tient compte. Mais quand il a été renversé et forcé de reconnaître son erreur : « C'est un enchanteur, dit-il, qui a changé ces géants en moulins à vent pour m'enlever la gloire de les vaincre, tant est grande son inimitié pour moi. » On reconnaît là le vague et l'indétermination propres aux hypothèses théologiques.

Observation V. — Une dame mélancolique, en proie à des idées de méfiance, ne voulait reconnaître aucun de ses enfants. Elle refusait de les voir, ou les recevait très-mal, prétendant qu'ils étaient faux.

Un jour, vivement pressée de reconnaître sa fille qui était devant elle, ou de donner une raison plausible de son refus, elle répondit: — « Ma fille avait sur le sein gauche un signe, faites-le moi voir ? Le fait était vrai et la preuve lui fut fournie séance tenante. Grande joie de la malade, qui saute au cou de son enfant, l'embrasse en pleurant... — « Oui, c'est bien ma fille... » Pendant un instant on la crut guérie.

Cinq minutes ne s'étaient pas écoulées, que le soupçon et la méfiance avaient repris leur empire, et comme on l'interrogeait sur son air inquiet, elle répondit: — « Vous n'êtes pas ma fille; vous avez un signe comme elle, mais elle pouvait le faire changer de place, en le transportant d'un sein à l'autre. » On ne put pas lui fournir cette nouvelle preuve, et, du reste, si on l'avait pu, on ne l'aurait pas convaincue davantage ; elle aurait trouvé une autre objection, en compliquant encore son hypothèse. Dès qu'on s'écarte de la rigoureuse appréciation des choses, les divagations deviennent infinies, et il ne faut pas chercher à convaincre un aliéné par le raisonnement.

Étrangeté et personnalité des opinions. — Le caractère le plus vulgaire de la folie, celui qui, au point de vue pratique, a toujours servi à la diagnostiquer, consiste dans l'*étrangeté des opinions :* caractère moins superficiel qu'on ne le supposerait au premier abord. La subordination à l'ordre extérieur et à l'espèce engendre nécessairement la communauté des opinions ; la disposition opposée entraînera tout le contraire. Et il y a plus !... Si l'on prend mille aliénés, ils différeront autant les uns des autres qu'ils diffèrent de l'opinion commune. Rien de plus monotone que les plaintes constantes de certains lypémaniaques ; et pourtant ils ont tous un délire particulier pour dire au fond la même chose, comme je l'établirai plus loin. La *personnalité des opinions,* jointe à leur étrangeté, restera donc

toujours un caractère important quoique purement pratique. Si, dans quelques cas spéciaux
et rares, il peut servir à attaquer un homme
de génie, dans l'immense majorité des cas, il
ne désignera qu'un aliéné insociable.

Motif de la transformation des hypothèses.
— La transformation des hypothèses due au
trouble de la région méditative, tel est donc
le second caractère que nous assignons à la
folie. Mais on peut pousser plus loin l'analyse
de cet important phénomène, et, après avoir
vu comment se fait cette transformation, on
peut dire sous quelle influence elle se produit.

Deux sources. — Cette influence est double :
elle émane à la fois de la région contemplative et de la région affective.

Source intellectuelle. — *Etonnement.* —
Lorsqu'un homme voit, sous ses yeux, le soleil

changer de forme, ou bien les arbres s'agiter
sans qu'il y ait un souffle de vent ; lorsqu'il
entend distinctement le bruit du tonnerre par
un temps magnifique ; lorsqu'il éprouve dans
ses membres des sensations inconnues ou des
secousses que rien ne peut lui expliquer, il est
inutile de venir lui parler des démonstrations
de la science et des lois immuables de la nature. Pour lui, cela n'est plus vrai ; le monde
est changé. Grâce aux opinions acquises par
le travail intellectuel antérieur à la maladie,
il luttera quelque temps contre le trouble des
sensations. C'est la période de l'*étonnement*.
C'est inouï, disent-ils, on n'a jamais vu cela,
il se passe des choses extraordinaires. Le degré
d'intelligence, l'influence du milieu où l'on a
vécu, les habitudes relatives que donne l'esprit scientifique, aideront à prolonger cette
lutte de la raison contre la folie. Mais, si le
désordre augmente, si les images intérieures
deviennent aussi nettes ou même plus nettes
que les impressions extérieures, il faudra bien
que l'esprit cède, en vertu de cette disposition
invincible que nous avons à croire ce que nos
sens nous montrent. Sollicitée sans cesse par
ces documents nouveaux qui s'affirment énergiquement, la méditation finit par y conformer

ses hypothèses, et une opinion nouvelle se fait.

Source affective. — La seconde influence, ai-je dit, émane de la région affective et surtout de la partie égoïste.

Lorsqu'une passion en est arrivée à cet état d'exaltation qui devient maladive, la méditation n'est plus libre et n'a plus d'autre rôle que de satisfaire aux exigences quelconques de cette passion, sans pouvoir déclarer s'il y a ou non convenance. Si c'est la vanité ou l'orgueil qui domine, elle devra prouver que le malade est dieu, prophète ou empereur, éliminer les parents véritables et créer une généalogie nouvelle ; constater, par les phénomènes politiques ou célestes, la réalité de la mission. Si c'est l'intérêt conservateur qui est exagéré, il faudra trouver partout des ennemis, lire dans les moindres gestes faits par un autre, les preuves d'une entente avec ces mêmes ennemis. Lorsque l'instinct destructeur est en jeu, on ne peut se figurer à quel degré d'habileté et de profondeur peut en arriver la calomnie, la perfidie ou la malveillance du malade. Dans toutes ces circonstances, l'esprit devient l'esclave absolu de la passion dominante, et, sous l'influence de cette dernière, toutes les opinions antérieures se transforment radicalement sans que la moindre hallucination soit nécessaire.

Instabilité des opinions. — La stabilité de nos opinions résultant de la subordination du cerveau à l'Humanité et au monde, on doit s'attendre à voir, dans le cas contraire, apparaître l'*instabilité des opinions.* C'est ce que nous venons de constater plus haut. Puisque la formation des hypothèses nouvelles n'est soumise à aucune règle logique fixe, et se complique arbitrairement selon les convenances de la passion, elles varient par cela même.

La prédominance exclusive d'une passion énergique peut, comme dans le cas de la monomanie, maintenir une certaine unité de sentiment et de but. Mais cette unité, toujours plus égoïste que celle de l'état normal, est, par cela même, moins stable ; outre que l'intelligence, n'étant plus libre, subit, sans pouvoir les contrôler, toutes les fluctuations de la passion. On a beaucoup exagéré la fixité des idées des monomaniaques. L'idée mère de leur délire change elle-même assez souvent; et un vaniteux qui aura soutenu pendant des mois qu'il est le fils de Henri V, découvrira un beau jour qu'il est fils de Dieu. La disposition affective peut même changer comme dans les cas qu'on a décrits sous le nom de *délire à double forme*. Mais, lors même que l'impulsion mélancolique ou gaie, qui fait le fond du délire, se maintient sans altération, il est assez facile de constater des modifications continuelles dans les pensées et les actes du malade.

Généralisation et systématisation du délire. — Les modifications tiennent à ce que l'idée délirante une fois formulée, entraîne comme conséquence, dans un cerveau dont l'activité est surexcitée, une série d'inductions et de déductions, d'où résultent la généralisation et la systématisation du délire. Je crois utile de citer des exemples, car cette exposition est difficile et délicate.

. Observation VI. — Madame X... est prise d'abord d'un accès de manie qui nécessite son internement dans un asile. A cet état succède un délire mélancolique avec des alternatives d'excitation et de dépression. Sentiment de haine contre son mari, qu'elle accuse de vouloir l'empoisonner; un peu plus tard, tristesse profonde, idées de ruine, de malheurs et de mort. Plus tard encore, vanité, besoin de luxe, malveillance envers tout le monde, tendances destructives. Voilà bien des transformations. Mais venons-en au point sur lequel je veux appeler l'attention.

Un jour, la jalousie s'empare de la malade : elle prétend que son mari a des relations intimes avec une créole de la Havane que celui-ci n'a jamais vue. Quand on lui demande sur quoi se fonde cette supposition, elle répond qu'elle l'a *vu*, en public, donner des billets de banque et de l'or à celle qu'elle appelle avec mépris la Bohémienne. Voici donc une idée précise, ayant sa source dans une hallucination. Voici les conséquences qu'elle va entraîner.

Cette liaison la ruine, les a ruinés; elle n'a plus qu'à mendier. Elle supprime son premier déjeuner et se prive de feu. Les dames de Picpus, chez qui logeait la Bohémienne ont joué le rôle d'entremetteuses; ce sont des misérables; tous les religieux sont des misérables, les prêtres et le pape aussi. La religion est une fourberie: elle achète les ouvrages anticléricaux, notamment Michelet, et en fait sa lecture habituelle. La Bohémienne avait du sang noir dans les veines; haine à tout ce qui est noir. Elle achète une cravache pour frapper dans la rue les chiens noirs les plus inoffensifs, etc. La Bohémienne avait aussi du sang espagnol; extension du délire à tout ce qui est espagnol et, par conséquent, à l'Impératrice. Elle achète son buste pour lui briser la tête. De la souveraine elle passe au souverain et à tous ceux qui l'approchent ou le servent; elle déchire dans la rue les placards qui portent la signature de Napoléon III, et se répand en invectives contre lui devant un public ébahi.

On voit combien ce délire est actif et comment cette logique de la haine, ouvrant chaque jour des horizons nouveaux au délire, peut l'alimenter indéfiniment, au point que

l'aliéné finit souvent par perdre de vue l'idée
première et par s'arrêter à une idée accessoire.
C'est ce que l'on remarque souvent quand on
suit les malades pendant un temps assez long.
Mais si l'on prend une période plus courte, on
voit que ce travail intellectuel a pour but de
systématiser toutes les pensées autour de la
passion prédominante. Tel est encore ce cas
que j'emprunte à Leuret, et dont l'analogue se
rencontre si souvent.

Observation VII. — Il s'agit ici d'une dame
qui croyait avoir communié en état de péché
mortel. « Le délire était incessant; il était le
principe de toutes les actions. La malade voyait
partout des hosties ou des profanations d'hosties. Tout ce qui avait une forme circulaire,
tout ce qui était blanc sans même avoir cette
forme, était une hostie ou une portion d'hostie.
Dans les potages, dans les sauces, il y a de la
graisse fondue et affectant des formes circulaires: ce sont des hosties; dans le pain, il y
a des trous également circulaires: ce sont
encore des hosties; dans les boissons il y a,
à la surface, des bulles de gaz: toujours des

hosties. Il ne faut donc ni boire ni manger sans crainte de sacrilége.

Dans le mucus des narines, dans la salive, dans l'urine, dans les matières fécales, encore des bulles et, par conséquent, des formes circulaires: on ne doit donc rien rendre, car on rendrait des hosties. Point de poches, car il y tomberait des hosties; point de changement de linge, car, dans les plis, des hosties pourraient être cachées; pas de lettres fermées avec des pains à cacheter; pas de promenades, parce que, chemin faisant, on rencontre des morceaux de papiers, du plâtre, des objets blancs, qui sont des hosties; jamais de prières à l'église, parce qu'il y a là des hosties dont on peut s'emparer: de là obligation de se détourner des églises, de s'en tenir assez loin pour ne pas entendre le son des cloches qui rappellent les églises qui rappellent les hosties; pas de sommeil à moins qu'on n'y succombe, parce qu'en dormant on peut se lever somnambule et aller ouvrir le tabernacle; au réveil, frayeur extrême, et recherche empressée des hosties qui pourraient se trouver dans les mains, dans le lit, etc. »

Logique subjective. — On voit que cette succession d'idées, qui pousse la première malade à battre les chiens noirs par jalousie, et la seconde à éviter même le son des cloches par excès de religion, ne paraît arbitraire que quand on ne tient pas tous les anneaux de la chaîne. Il y a là une logique facile à saisir quand on peut suivre une à une toutes les inductions et toutes les déductions. Les idées sont toujours, comme dans l'état normal, associées d'après des relations de succession ou de similitude, mais ces relations sont tout intimes. C'est de la logique purement subjective : celle du sentiment. Sous l'influence d'une passion violente, nous raisonnons tous à peu près de cette manière-là.

Délire automatique. — Le délire, avons-nous dit, n'est jamais aussi stable, dans la monomanie, qu'on serait porté à le croire. Cette fixité caractéristique de certains délires dans lesquels le malade répétera incessamment les mêmes paroles ou les mêmes gestes, appartient à une période bien plus avancée de la maladie. C'est un état final caractérisant l'incurabilité et un irrémédiable affaiblissement de l'intelligence. Il n'y a fixité que parce qu'il y a épuisement des conceptions. L'activité des cellules cérébrales est devenue automatique et n'influe plus sur les phénomènes de la vie végétative ou animale. Je connais, à Charenton, un malade qui, depuis vingt ans environ, annonce qu'il va mourir dans un quart d'heure, et demande un prêtre avec les signes du désespoir. Cela ne l'empêche pas de manger, de dormir, de fumer sa pipe et d'engraisser.

Que devient la loi dynamique des trois états ? — Il me reste maintenant, après avoir jeté un coup d'œil général, bien qu'incomplet, sur l'ensemble des phénomènes statiques des maladies mentales, à examiner ce que devient la loi dynamique des trois états que j'ai énoncée plus haut. Il m'a paru que, tandis que l'état normal se caractérisait par un abandon de plus en plus complet des idées théologiques, la maladie, au contraire, se caractérisait par un retour de plus en plus marqué vers ces sortes d'idées.

Si cette opinion, que je ne propose encore que comme une hypothèse à vérifier, se confirmait suffisamment, il en résulterait un jour nouveau sur l'étude si difficile des maladies mentales, puisque une foule d'opinions dont nous ne comprenons pas la source seraient rattachées à l'état normal et considérées comme reproduisant les phases antérieures du progrès mental. Je vais tâcher d'insister sur ce point, sans me dissimuler combien cette partie de mon travail est délicate et doit soulever de réprobation chez certaines personnes. Toutefois je dirai franchement ma pensée.

Retour au théologisme. — Il y a dans l'état de folie un retour vers le théologisme, cela est incontestable. Le théologisme est la doctrine d'après laquelle les phénomènes naturels sont attribués à des volontés arbitraires et non pas rattachés à des lois.

Ce retour au théologisme revêt des formes différentes dont chacune m'a paru souvent débuter d'emblée. Mais, dans le cas où il y a succession, comme je l'ai observé quelquefois, elle n'est nullement arbitraire et reproduit, en sens inverse, la marche de l'évolution ascendante, sociale ou individuelle.

Bien que je n'aie pas pu constater toujours cette succession, je crois qu'on ne passe d'un degré à l'autre qu'à travers les intermédiaires, en quelque sens que la marche s'accomplisse, toutes les variations mentales, même maladives, se réduisant à de simples degrés d'intensité ou de vitesse, conformément à la loi de modificabilité. En attendant qu'une observation suffisamment prolongée élucide cette question, j'étudierai l'une après l'autre les trois formes théologiques distinctes : monothéique, polythéique et fétichique, dans leur rapport avec la folie.

Forme monothéique. — Je regrette d'avoir à introduire dans cette étude un élément de passion en parlant forcément du catholicisme. Mais comme le catholicisme est, dans notre milieu français, la forme théologique la plus fréquente et la plus naturelle, il s'ensuit que la transformation revêtira chez nous cette forme. C'est là un fait accidentel et local dont je n'aurais même pas parlé sans les observations qui vont suivre. Comme je désire conserver à ce travail un caractère scientifique, je ne voudrais pas que l'on vît, dans ce que je vais dire, une raillerie d'une convenance douteuse ou une œuvre de haine. Je cite des faits. S'il en est quelques-uns parmi mes lecteurs qui s'indignent ou qui s'affligent, qu'ils s'en prennent à la nature des choses. Pour moi, dégagé depuis longtemps de toute croyance théologique, je parle des religions qui nous ont précédés, non-seulement avec impartialité, mais encore avec tout l'intérêt que m'inspirent ces grandes constructions de l'esprit humain. On sait du reste que la sympathie et l'admiration hautement avouées pour le moyen âge sont un des principaux reproches que font les révolutionnaires à l'école positiviste à laquelle j'appartiens entièrement.

Au fond, je ne fais ici que systématiser ce qui a été entrevu ou même parfaitement constaté par la plupart des aliénistes. Tout le monde admet l'existence d'une folie dite religieuse. Mais on n'a donné ce nom qu'aux cas dans lesquels le délire théologique avait une certaine durée, et l'on ne s'est pas arrêté aux

4*

formes transitoires qui souvent ne caractérisent que le début et qui sont terminées quand le médecin est appelé, ni à celles qui, bien que développées dans l'asile même, n'ont pas un degré suffisant de fixité. Toutefois je ferai remarquer que M. Morel signale dans son livre (page 701) la mélancolie religieuse chez les épileptiques, soit au début, soit dans le cours de leur affection. « Je suis convaincu, dit-il, que la névrose épileptique influe sur les manifestations intellectuelles dont je parle. »

Il est question d'ascétisme rigoureux et de pratiques religieuses exagérées. Mais M. Morel, en bon observateur qu'il est, a constaté aussi (page 683) que l'exagération du sentiment religieux a plus d'une fois précédé la folie hystérique, et l'histoire tout entière de la folie est là pour le prouver. Or, cette exagération n'est nullement spéciale, selon moi, aux folies hystérique et épileptique de M. Morel. On la rencontre au début de la folie hypochondriaque et de la folie ambitieuse, comme j'en citerai des exemples; on la rencontre encore au début de la manie simple ou compliquée de paralysie. C'est, en un mot, un phénomène général, je n'ose pas dire constant.

Observation VIII. — Voici un fait que j'ai pu suivre dès son début. Il a trait à un aliéné que j'ai connu longtemps avant sa maladie. Son observation est du reste rapportée tout au long dans la thèse de mon ami M. le docteur Thulié, sur le *délire aigu sans lésions*. Si je ne lui emprunte pas sa rédaction, c'est qu'il insiste sur une foule de points qui me sont inutiles ; mais en somme il constate les mêmes faits que moi.

« Un jeune employé de la maison de Charenton est pris tout-à-coup, étant à son bureau, d'un accès de manie aiguë. Il s'élance brusquement de sa chaise en criant et gesticulant. L'agitation est extrême, il voit Dieu « bonheur suprême », etc. On ne peut le calmer ni le maintenir. On l'enferme sur-le-champ, et de ce jour commence un délire aigu dont les longues et douloureuses péripéties se terminent par la mort.

Vivement frappé, comme tout le monde, de la brusque explosion de symptômes aussi aigus chez un homme qui, les jours précédents et le matin même, était à son travail, s'acquittant assez exactement de ses fonctions, je demandai des renseignements détaillés, et j'appris que depuis plusieurs semaines, peut-être plusieurs mois, les idées du malade s'étaient entièrement modifiées, mais qu'il les dissimulait profondément. Tandis qu'il vivait auparavant dans cet état d'indifférence sceptique qui constitue aujourd'hui la religion de la majorité des Français, il était devenu tout d'un coup fervent catholique. Il fréquentait les églises et passait les nuits à prier et à s'imposer des mortifications de tout genre. Si ce malade ne s'était pas trouvé au milieu de nous, si nous n'avions pas pu nous informer auprès de sa famille, la maladie aurait commencé pour nous, comme il arrive si souvent, au moment de l'explosion du délire, et toute la première partie, si intéressante au point de vue des prodromes, eût été signalée en deux mots par les parents ou même entièrement méconnue. Aussi, pour éclairer la question que je soulève, les médecins ordinaires des familles seront-ils au moins aussi utiles que les médecins aliénistes, comme le prouve le fait suivant :

Observation IX. — J'ai été chargé de soigner, sous la direction de M. le docteur Lailler, un homme qui, depuis trois jours à peine, était atteint de délire mélancolique avec accès de terreur et refus de nourriture. Quand je fus placé auprès de lui, il n'y avait aucune trace d'idées dites religieuses. Le malade, en proie à une terreur extrême, se voyait constamment entouré d'ennemis contre lesquels il entrait en lutte à chaque instant. Il était dans la phase polythéique de la folie. Mais, au bout de deux jours, j'appris que cet homme qui, depuis plus de quarante ans, vivait dans l'indifférence religieuse la plus complète, et même, à certains égards, dans une hostilité marquée contre le catholicisme, y était subitement revenu quelque temps avant l'invasion complète du délire. Il avait couru chez différents prêtres pour se jeter à leurs genoux. Les deux premiers, un peu frappés de son air égaré, ne l'ayant pas reçu comme il le désirait, il en avait enfin trouvé un troisième auquel il avait entièrement ouvert son cœur, remontant jusqu'à son extrême jeunesse et demandant instamment à rentrer au bercail. Or, la famille, en me donnant ces détails, cherchait à voir une captation là où je ne voyais qu'un phéno-mène pathologique ; elle aurait donc pu ne pas les donner à un médecin d'asile.

Si l'ébranlement affectif est peu grave, la maladie se bornera à cette première phase, et l'état normal *pourra* revenir sans autre inci-dent, comme l'indique l'exemple suivant :

OBSERVATION X. — Un jeune homme de pro-vince, âgé de vingt ans environ, vient à Paris pour faire ses études de droit. Au bout de quel-que temps, poussé par de mauvaises influences, il déserte les bancs de l'école, fait quelques dettes et fréquente beaucoup plus les estami-nets et les bals que les leçons de ses profes-seurs. Le père est enfin averti et adresse à son fils des reproches sévères. Au reçu de la lettre paternelle, notre jeune homme fait son retour sur lui-même, et est saisi de violents remords. Mais la réaction dépassant le but, il en vient à se figurer qu'il est un grand misérable, se croit perdu, va chez ses amis leur demander pardon du mal qu'il ne leur a pas fait, et leur annonce sa fin prochaine, je ne dis pas son suicide. En conséquence, il s'en va trouver un prêtre, lui demande l'absolution de sa faute, etc. Il y avait là, comme on le voit, tous les premiers linéaments d'un délire mélancolique, et son entourage agita la question d'internement qui fut heureusement ajournée. Comme il n'y avait, chez ce jeune homme, aucune prédisposition héréditaire, l'accès fut passager et se dissipa au bout de peu de jours.

OBSERVATION XI. — Le fameux G..., qui m'a déjà fourni les poésies relatives à sa vision d'un chat, a systématisé, en ce qui le concerne, ce retour au monothéisme dont il est un exemple curieux. Il débute ainsi :

« L'homme qui ne vit pas en véritable chrétien n'existe pas et ne connaît pas le bonheur. Vivre en véritable chrétien, c'est observer complétement tout ce qu'enseigne la religion. C'est pour cela que j'appelle : *Histoire de ma mort,* le temps pendant lequel j'ai vécu en mauvais chrétien, et c'est pour cela que j'appelle : *Mémoires de ma vie,* l'époque depuis laquelle l'esprit divin, en foudroyant mon scepticisme dans la certitude, et en me faisant faire les miracles les plus éclatants dont on ait jamais entendu parler, m'a rendu plus chrétien et m'a donné aussi la vie et le bonheur. »

La différence est bien nette, et il y a là conversion théologique manifeste. Or, ce qui sépare ces deux phases de sa vie, c'est un accès de folie pendant lequel sa femme fut obligée de le faire enfermer dans une maison de santé. Il en sortit calmé mais non guéri, car voilà quel est aujourd'hui son état mental peint par lui-même :

« L'esprit divin qui daigne m'inspirer, m'attire avec force vers les objets sacrés, vers les pauvres et les petits enfants.

« L'esprit divin me permet de reconnaître la moralité et la vérité de tout. Chez plusieurs personnes, l'influence m'a fait reculer devant des livres immoraux et avancer vers des livres de morale. Les mêmes mouvements se font pour les personnes. De même que je défie qui que ce soit de prononcer devant moi le nom des choses ou des personnes saintes et innocentes sans que je sois surnaturellement attiré en versant des larmes de bonheur ; de même je défie tout le monde de prononcer le nom de personnes ou de choses impies sans que je recule, surnaturellement, avec les apparences de la terreur la plus effrayante.

L'esprit divin me permet d'écrire sous la dictée de Dieu, en tenant ma main baissée avec un écrit, tant qu'il est bien, et en la levant surnaturellement, avec le même écrit ou un autre, dès qu'il est mal.

« L'esprit divin me permet de guérir et de convertir les incrédules, les malades, les fous possédés de Satan, faussement traités comme hallucinés. C'est ainsi que Dieu a guéri par mes prières, sans lesquelles je ne puis rien, Alexandre Dumas père, qui avait un affreux mal de jambes satanique...

« Quand je passe devant la vapeur des chemins de fer, l'esprit divin me fait surnaturellement lever mon chapeau, et me dit que sans l'*intervention céleste les locomotives ne marcheraient pas, faute de traction.* »

En voilà assez, je pense, pour donner un exemple de folie bien caractérisée, et il ressort des écrits du malade lui-même que le retour au théologisme débute avec la folie et la constitue essentiellement.

OBSERVATION XII. — Auguste Comte, qui a découvert la loi dont je m'occupe, était destiné à fournir lui-même une preuve expérimentale de la marche descendante que je prétends constater dans la folie. Je ne veux pas parler ici de la prétendue rétrogradation, si arbitrairement attribuée par M. Littré aux dernières années du fondateur du positivisme. Comme c'est précisément à cette époque que je l'ai connu, je puis affirmer que ses convictions anti-théologiques sont restées, jusqu'au jour de sa mort, aussi entières qu'elles le sont chez ses disciples. Je parle, en ce moment, d'un accès de folie bien caractérisé, dont ce grand homme fut atteint à l'âge de vingt-huit ans, et dont il a guéri complétement, comme l'ont prouvé ses travaux ultérieurs et tout le reste de sa vie. Il m'a parlé quelquefois de sa maladie ; mais comme je ne connaissais pas, à cette époque, les affections mentales, je n'ai pas pu tirer parti de ses conversations sur ce sujet, ni lui demander des détails qu'il m'eût certainement donnés dans un intérêt scientifique. Je suis donc forcé de m'en tenir à quelques indications très-courtes mais très-précises, consignées dans son troisième volume de politique (p. 75), et à une lettre de Blainville, lettre reproduite dans l'ouvrage de M. Littré sur *Auguste Comte et la philosophie positive*. Voici les propres paroles d'Auguste Comte :

« Je me borne seulement à consigner ici la précieuse observation déjà citée dans mes cours publics sur ma propre maladie cérébrale de 1826, mentionnée par la préface finale de mon ouvrage fondamental. Une empirique médication ayant prolongé ce trouble pendant huit mois, il en résulta la possibilité de mieux apprécier mes divers états. Or, l'ensemble de cette oscillation exceptionnelle me fit doublement vérifier ma récente découverte envers la principale loi de l'évolution humaine, dont je parcourus alors toutes les phases essentielles, d'abord en sens inverse, puis en sens direct, sans que leur ordre changeât jamais.

« Le trimestre où l'influence médicale développa la maladie me fit graduellement descendre du positivisme jusqu'au fétichisme, en m'arrêtant d'abord au monothéisme, puis davantage au polythéisme... »

Voyons donc maintenant la lettre de Blainville :

« Le samedi, 15 avril dernier, dit Blainville, je reçus, en rentrant dîner chez moi, à cinq heures, une lettre assez singulière de M. Comte, dans laquelle, après m'avoir annoncé qu'il a manqué être pis qu'un mort, il me disait qu'il avait été son médecin et que, si je voulais en savoir davantage, je m'adressasse à M. de Lamennais, son *confesseur* et son ami, ou que, si je le pouvais, je vinsse le voir à Montmorency, à l'auberge du Cheval-Blanc, où il serait jusqu'au mardi suivant.

« Ce jour même, M. de Lamennais vint chez moi et ne m'ayant pas trouvé, me laissa une lettre de M. Comte, à lui adressée, dans laquelle l'incohérence des idées indiquait une sorte d'aliénation mentale (1). »

Au moment où cette maladie éclata, Auguste Comte avait vingt-huit ans. Il avait déjà écrit différents opuscules qui ne laissaient aucun doute possible sur son entière émancipation ;

______

(1) *Auguste Comte et la Philosophie positive,* par E. Littré, p. 122. Paris, Hachette, 1862.

il portait dans sa tête tout le plan de la philosophie positive dont il venait de commencer l'exposition orale. Il avait eu des rapports avec Lamennais, et ce dernier le considérait comme la plus forte tête du parti révolutionnaire et le plus redoutable adversaire des doctrines théologiques, et cependant, dès le début de son délire, nous voyons cette puissante intelligence qui venait fonder la sociologie, s'affaisser brusquement au catholicisme et s'adresser à Lamennais, non plus comme à un adversaire estimable, mais comme à un *confesseur*. Il serait certainement curieux d'avoir la lettre écrite à Lamennais lui-même, pour savoir si ce projet de conversion fut suivi d'un commencement d'exécution ; mais la lettre de Blainville me paraît suffisante pour ce que je veux démontrer.

Observation XIII. — A côté de la rétrogradation momentanée d'Auguste Comte, nous placerons celle de Pascal qui occupe toutes les dernières années de sa vie. Elle est moins caractérisée parce que son émancipation était moins complète, et aussi parce que sa folie est plus lente et moins variée.

Il reste donc responsable, au moins en partie, de sa conduite, bien qu'il faille tenir compte de l'influence déprimante de la souffrance. Nous allons voir en étudiant son observation dans le mémoire intéressant de M. Lélut, comment l'instinct conservateur exalté a agi sur la nature des idées et a conduit insensiblement cette belle intelligence à l'avortement le plus complet :

« Ce qui, dans le génie de Pascal, dit M. Lélut, a dû étonner bien plus encore que sa précocité et son étendue, c'est sa nature même si pleine d'oppositions et de misère ; ce sont les souffrances et les variations de cette vie commencée dans l'heureuse paix de la famille et achevée dans les austérités de la religion ; c'est ce soudain abandon de toutes les sciences de la part d'un homme qui les avait si puissamment embrassées, et dont l'esprit original pouvait les rendre si fécondes ; c'est ce dédain de toute philosophie chez un philosophe qui avait jeté dans les replis du cœur humain un regard si profond ; ce sont enfin les phases toujours croissantes d'une mélancolie presque insensée, mère pourtant de tant de pages admirables où elle en laisse une si forte empreinte (1). »

La première chose qui frappe en faisant l'analyse cérébrale de Pascal, c'est l'absence de caractère. Ce manque d'énergie était-il inhérent à sa nature ou consécutif à sa maladie ? je n'ose le décider. Mais, une fois constaté, il est évident qu'il deviendra fatalement incompatible avec tout véritable développement mental. Aussi, le voyons-nous, dès sa première jeunesse et pendant toute sa vie, battu par tous les vents du siècle, ployer comme un roseau sous le souffle du doute, ou s'abîmer dans la grâce et passer de Montaigne qu'il subit, aux hommes de Port-Royal auxquels il s'abandonne sans pouvoir jamais être lui.

Toutefois, à travers ces variations qu'excusent ses continuelles souffrances, on peut facilement distinguer, dans sa vie, deux périodes: l'une surtout scientifique et philosophique l'autre presque exclusivement chrétienne, séparées par un événement capital dans sa vie : l'accident du Pont de Neuilly, suivi de sa conversion définitive.

(1) Lélut, *Amulette de Pascal*, p. 114. Paris, J.-B. Baillière, 1846.

Qu'est-ce que l'accident du pont de Neuilly?
Le voici d'après M. Lélut :

« Au mois d'octobre de l'année 1654, Pascal, suivant une habitude qui annonçait au moins un certain amour du faste, était allé, un jour de fête, se promener au pont de Neuilly, dans un carrosse attelé de quatre ou six chevaux. Les deux premiers prirent le mors aux dents et entraînant la voiture vers un endroit du pont qui manquait de parapet, étaient sur le point de se précipiter avec elle dans la Seine. Le danger ne pouvait être plus grand. Heureusement que par leurs efforts et leur poids, ces deux premiers chevaux brisèrent les traits qui les unissaient au reste de l'attelage et tombèrent seuls dans le fleuve. La voiture resta comme suspendue sur le bord. Cet accident, où Pascal s'était vu si près de sa fin, fit sur lui une impression terrible. Il eut, dit-on, beaucoup de peine à revenir d'un long évanouissement.

« Arraché par miracle à un tel péril, il réfléchit à tout ce qu'aurait eu d'affreux, pour son salut éternel, une mort qui avait failli le surprendre dans un divertissement du monde et tout brillant de ses stigmates. Son imagination demeura fixée sur ces idées effrayantes.

Sa raison fit un retour profond sur elle-même.
Il prit le parti de rompre à tout jamais avec
ces amusements fastueux. Il recommença à
mener une vie plus retirée et plus humble, et
crut pouvoir y concilier l'exercice d'une piété
désormais inébranlable et la continuation de
ses anciennes études. Mais Dieu, pour qui ce
n'était pas encore assez, *lui ôta,* dit le recueil
d'Utrecht, tout ce vain amour des sciences, et
comme gage de sa volonté et de ses desseins
sur lui, ne tarda pas à lui envoyer une vision.

« Cette vision eut lieu, en effet, le lundi 23
novembre 1654, un mois environ après l'accident du pont de Neuilly, de dix heures et demie du soir à minuit et demi. Le détail de ce
que Pascal vit, et probablement entendit dans
cette circonstance solennelle, est resté, et, suivant toute apparence, restera toujours dans le
secret ; car Pascal, dit toujours le recueil d'U-
trecht, ne parla jamais de cette vision à personne, si ce n'est peut-être à son confesseur.
On n'en eut connaissance qu'après sa mort,
par un écrit tracé de sa main, qui fut alors
trouvé dans l'épaisseur de son pourpoint. Voici
ce que contenait cet écrit et de quelle manière
il est figuré :

5*

L'an de grâce 1654.

Lundy 23ᵉ novbre jour de St Clément

Pape et m. et autres au martyrologe Romain

Veille de St Crisogone m. et autres, etc...

Depuis environ dix heures et demie du soir

jusques environ minuit et demi.

FEV

Dieu d'Abraham. Dieu d'Isaac. Dieu de Jacob

non des philosophes et des savans

Certitude joye certitude, sentiment, veue joye paix.

Deum meum et Deum vestrum

Jeh. 20. 17.

Ton Dieu sera mon Dieu.   Ruth.

Oubly du monde et de tout hormis Diev

Il ne se trouve que par les voyes enseignées

dans l'Evangile. Grandeur de l'âme humaine.

Père juste, le monde ne ta point

connu, mais je t'ai connu. Jeh. 17.

Joye, joye, joye, et pleurs de joye

Je m'en suis séparé

Dereliquerunt me fontem aquæ vivæ

mon Dieu me quitterez-vous

que je n'en sois pas séparé éternellement.

Cette est la vie éternelle qu'ils te connaissent

Seul vray Dieu et celuy que tu as envoyé

Jésus christ

Jésus christ

Je m'en suis séparé je l'ai fuy renoncé, crucifié

Que je n'en sois jamais séparé

Il ne se conserve que par les voyes enseignées
dans l'Evangile
Renonciation totale et douce.————— .———
Soûmission totale à Jésus christ et à mon Directeur.
éternellement en joye pour un jour d'exercice sur la terre
non obliviscar sermones tuos. Amen.

A ce moment, Pascal avait trente ans, et sa puissance intellectuelle et philosophique s'était manifestée dans des travaux de premier ordre. Quant à son émancipation théologique, elle avait été poussée très-loin, et sa phase de scepticisme n'est inconnue de personne, car on en trouve les traces jusque dans ses *Pensées*. On ne sait où se serait arrêté un génie de cette force. Mais à dater de l'accident du pont de Neuilly, nous n'assistons plus qu'à l'agonie de son intelligence. Je laisse encore parler son historiographe, M. Lélut :

« Pascal avait alors trente ans. C'est l'âge de la force, l'âge où, encore plein d'espérance, l'homme qui a l'instinct des grandes choses, continue, avec l'ardeur de la jeunesse, des travaux qu'achèvera sa maturité ; l'âge où il se choisit une compagne dont le cœur partage, avec le sien, les agitations de la gloire et la paix du foyer domestique. Cet âge, il ne devait en connaître ni les réalités ni les promesses. Ébranlé dans les profondeurs de son être par douze années de continuelles souffrances, foudroyé par sa terreur du pont de Neuilly, rassuré peut-être, mais jeté à jamais dans les voies d'une religion mystique par l'extase qui la suivit, docile comme un enfant aux exhortations et aux représailles de sa sœur, plus malade par l'effet de sa piété, plus pieux par l'effet de sa maladie ; travaux et triomphes de la science, projets d'établissement et de mariage, il renonça à tout, oublia tout, et, comme il l'a écrit lui-même, ne fit plus que se livrer à de petites pratiques, que *prendre de l'eau bénite, faire dire des messes pour se briser et s'abêtir* (1). »

Heureusement il n'y réussit pas et, du sein de sa retraite, il prouva, par la publication de ses *Lettres provinciales,* combien il avait encore conservé de vigueur. Je ne parle pas de ses *Pensées,* dernier et malheureux effort d'une intelligence qui lutte à la fois et contre le

(1) *Amulette de Pascal,* p. 168.

doute qui l'étreint encore, et contre la maladie qui le tue. Pour apprécier, chez Pascal, la décadence intellectuelle, il faut le juger, non pas par ce qu'il nous a laissé, mais par ce qu'il pouvait faire. Les *Provinciales* et les *Pensées* pouvaient suffire à rehausser la gloire d'un Arnaud ou d'un Nicole : mais on regrettera toujours de voir cette intelligence supérieure s'abaisser jusqu'à mettre sa plume au service de ces misérables querelles de théologiens, qui n'ont dû qu'à l'éclat de son nom leur retentissement prolongé, et que le XVIIIᵉ siècle allait balayer sans retour. Ce qui est incontestable, c'est que Pascal, devenu homme, n'a pas tenu les promesses de sa jeunesse qui annonçait un émule à Descartes, et à la religion révolutionnaire un apôtre de plus. Ce qui est incontestable encore, c'est que cet avortement est dû à sa rétrogradation maladive ; car le détournant des nobles aspirations qui, autour de lui, se faisaient jour de toute part, elle lui inspira une crainte déshonorante et puérile de l'enfer et de la damnation, et le poussa à s'abêtir dans la préoccupation étroite et égoïste de son salut personnel.

Observation XIV. — Descartes a eu aussi dans sa vie un court moment d'égarement, à la suite d'une tension intellectuelle trop prolongée : il eut une hallucination pendant laquelle Dieu lui donna la mission de réformer son siècle. Ce n'est, dans sa vie, qu'un accident sans importance, mais la forme théologique y est évidente.

Observation XV. — Si l'on retrouvait jamais l'histoire de la maladie de Newton, on pourrait, j'en suis certain, en tirer la confirmation de la proposition que je cherche à établir. Biot a soutenu l'opinion, émise avant lui par Laplace, que Newton, après sa folie, n'avait jamais recouvré la vigueur de son intelligence, et qu'à partir de cette époque il s'était occupé beaucoup moins de recherches scientifiques et beaucoup plus de travaux théologiques. Tout cela n'a pas un degré suffisant de précision et de certitude. Je le mentionne pourtant.

Observation XVI. — Il faut aussi chercher, dans la maladie de Rousseau, bien plus encore que dans sa médiocre nature de sophiste éloquent, les motifs de sa persistance de plus en plus accusée, dans un ordre d'idées que tous ses contemporains abandonnaient, et dont il s'était d'abord lui-même affranchi, comme on en a des preuves certaines. La lecture attentive de ses ouvrages, et notamment de ses *Rêveries* (la troisième surtout), ne laisse aucun doute sur son parti pris de croire, par égoïsme maladif, à des choses dont il n'avait nullement la démonstration.

« Que serais-je devenu, dit-il, que deviendrais-je encore dans les angoisses affreuses qui m'attendaient, et dans l'incroyable situation où je suis réduit pour le reste de ma vie, si, resté sans asile où je puisse échapper à mes implacables persécuteurs, sans dédommagement des opprobres qu'ils me font essuyer en ce monde, et sans espoir d'obtenir jamais la justice qui m'était due, je m'étais vu livré tout entier au plus horrible sort qu'ait éprouvé sur la terre aucun mortel. Tandis que, tranquille dans mon innocence...., les traîtres m'enlaçaient en silence de rets forgés au fond des enfers. Surpris par les plus imprévus de tous les malheurs et les plus terribles pour une âme fière, traîné dans la fange sans jamais savoir par qui, ou pourquoi plongé dans un

abîme d'ignominie, enveloppé d'horribles ténèbres, à travers lesquelles je n'apercevais
que de sinistres objets ; à la première surprise,
je fus terrassé, et jamais je ne serais revenu
de l'abattement où me jeta ce genre imprévu
de malheurs, si je ne m'étais ménagé d'avance
des forces pour me relever dans mes chutes.
Ce ne fut qu'après des années d'agitation que,
reprenant enfin mes esprits et commençant
de rentrer en moi-même, je sentis le prix des
ressources que je m'étais ménagées pour l'ad-
versité. »

On verra encore, dans cette même rêverie,
que la *révolution* qui s'accomplit en lui, la
réforme complète de ses habitudes, son renon-
cement au monde et son goût pour la solitude,
qui marquent le commencement de son délire
des persécutions, coïncident d'une manière non
douteuse et non arbitraire avec le retour dé-
finitif au déisme intolérant et rétrograde
de la *Profession de foi du vicaire savoyard* et
du *Contrat social*, et avec sa séparation radi-
cale d'avec les *philosophes*, dont auparavant
il subissait l'influence.

Enfin, je donnerai cette dernière citation,
où le caractère maladif de sa vanité et de sa
croyance apparaît dans toute sa naïveté.

« L'amas de tant de circonstances fortuites, l'élévation de tous mes plus cruels ennemis affectée, pour ainsi dire, par la fortune; tous ceux qui gouvernent l'État, tous ceux qui dirigent l'opinion publique, tous les gens en place, tous les hommes en crédit triés, comme sur le volet, parmi ceux qui ont contre moi quelque animosité secrète pour concourir au commun complot; cet accord universel est trop extraordinaire pour être fortuit. Un seul homme qui eût refusé d'en être complice, un seul événement qui lui eût été contraire, une seule circonstance imprévue qui lui eût fait obstacle, suffisait pour le faire échouer. Mais toutes les volontés, toutes les fatalités, la fortune et toutes les révolutions ont affermi l'œuvre des hommes, et ce concours, si frappant qu'il tient du prodige, *ne peut me laisser douter que son plein succès ne soit écrit dans les décrets éternels..... Je ne puis m'empêcher de regarder désormais, comme un de ces secrets du ciel impénétrables à la raison humaine, la même œuvre que je n'envisageais jusqu'ici que comme un fruit de la méchanceté des hommes.* »

Un pas de plus, et Rousseau en arriverait à l'état mental de Gagne que nous venons d'étudier plus haut.

Ainsi donc, rétrogradation monothéique caractérisée par un retour complet chez ceux qui étaient émancipés, par une exagération très-notable chez ceux qui ne l'étaient pas, tel est, dans le plus grand nombre de cas, le commencement du délire. Je finirai par l'observation de Victor Hennequin, car il serait fastidieux d'insister davantage.

Observation XVII.— Victor Hennequin a été un homme d'une certaine valeur. Adepte de la doctrine phalanstérienne, il était, en 1852, représentant du peuple et a joué un rôle dans les événements contemporains. Atteint, vers cette époque, d'un accès d'aliénation qui devait le conduire au tombeau, il a fait connaître à tout le monde la nature de son délire dans deux livres, l'un qui a pour titre : *Sauvons le genre humain* (1), et l'autre : *Religion* (2). La lecture de ces deux ouvrages a ceci de très-intéressant que l'on peut y suivre presque pas à pas la transformation de ses idées et constater le début métaphysique, puis monothéique;

(1) Dentu, Paris, 1853.

(2) Dentu, 1854.

puis le polythéisme avec une tendance au fétichisme. On a rarement une observation aussi
complète et aussi précieuse, et l'on est en
droit de conclure que, si nous voyons se repro-
duire chez lui, en sens inverse, toutes les phases successives de l'état normal, le même fait
doit se présenter chez d'autres plus souvent
que nous ne pensons -

J'extrais ce qui suit des lettres qui servent
de préface à son premier ouvrage :

A NAPOLÉON III.

« Sire,

« Vous avez entendu parler des tables tournantes. J'ai poussé ce phénomène à ses dernières limites, et le mouvement de la table
s'est changé en voix qui m'a inspiré ou dicté
tout un livre... J'ai ordre de vous dire que vous
avez une mission providentielle. »

A MADAME X...

21 juillet, 53.

« Madame,

« Si vous pouvez disposer de quelques heures, je vous prie de me le faire savoir prochai-

nement. Je désire vous communiquer un
manuscrit qui a de l'importance. Vous enten-
drez cette lecture absolument seule... »

Du 6 août.

« Madame,

« Dieu m'a ordonné de vous écrire dans la
forme qui vous a étonnée. Ce que j'ai à vous
lire est une révélation. »

Du 17 août.

« Madame,

«.....Il y a chez moi un besoin d'expansion
d'autant plus grand, que la puissance supérieure dont je reçois toutes les instructions
nécessaires, pour une œuvre d'enseignement
d'une utilité générale, me refuse toute espèce
d'indications sûres, quant aux faits d'une importance secondaire. Elle m'a fait écrire à un
avoué, M. Billaut, en lui renvoyant le seul
procès dont je fusse chargé, que j'avais rédigé
un livre en collaboration avec l'AME DE LA TERRE,

que ma carrière comme avocat était terminée,
et que ce manuscrit me serait acheté cent
mille francs comptant, par un éditeur, dans
sept jours. Je vous donne ce détail pour que
vous le fassiez connaître. Cette lettre entière
n'a point de secret. On doit savoir que j'attends
cette somme parce que Dieu l'a fixée et que je
n'entends en aucune façon exploiter à mon
profit une situation exceptionnelle dans le
monde.

« Vous voyez à quel point je suis engagé.
Si l'éditeur et les cent mille francs sont un
rêve, il me faudra rejeter ceci sur des prestiges
magnétiques, détruire, comme je le pourrai,
l'impression produite partout que j'ai été atteint de folie..... »

Du 21 août.

« Madame,

«.... J'ai été complétement trompé. Je passe-
rai pour un fou. J'ai écrit partout qu'un éditeur m'apporterait hier cent mille francs.
C'était une déception. Personne n'est venu,

bien que *l'âme de la terre* m'eût désigné M. Delahays comme étant l'éditeur annoncé. Soyez heureuse autant que moi ; ma nature est si bien retrempée, que j'ai répondu à ce coup affreux par cette prière :

« Au fond, j'ai la vérité et je remercie Dieu... Gloire à vous, mon Dieu, qui avez daigné m'éclairer. Ma mission est prouvée pour moi, j'ai demandé le martyre et je suis un lâche de me tourmenter si longtemps pour une misère... »

On voit dans cette prière un curieux exemple de la complication de l'hypothèse dont j'ai parlé plus haut.

Ainsi donc Hennequin commence par le magnétisme des tables tournantes ; puis le mouvement se change en voix et Dieu lui parle et lui donne une mission. Nous retrouverons plus loin la période polythéique.

Période métaphysique : — De même que l'esprit, en s'élevant de l'état théologique à l'état positif, passe par l'état métaphysique, de même, en rétrogradant, il repasse, comme j'ai pu le constater quelquefois, par le même état. Les esprits scientifiques, habitués aux abstractions, doivent plus longtemps s'arrêter à cette phase. Beaucoup d'aliénés, avant d'en arriver au théologisme avoué de Gagne et de Berbiguier, admettent que l'on agit par l'intermédiaire de fluides, magnétiques ou autres, de manière à ne pas s'éloigner trop brusquement des idées généralement admises dans le milieu où ils vivent. Cette phase métaphysique est très-évidente chez Gagne et chez Hennequin.

Des faits récents, qui se sont passés et se passent encore sous nos yeux, peuvent nous donner une idée exacte de cette marche rétrograde. Je veux parler des tables tournantes et du spiritisme.

Quand, pour la première fois, on commença à s'en occuper, il n'était question que de fluides, nerveux, magnétique, électrique ; on admit même le fluide *volonté*. Pendant quelque temps les choses en restèrent à cette phase métaphysique qui laissait la voie ouverte à un essai d'explication scientifique. Mais cette timidité du début fut bien vite dépassée, et l'on vit apparaître l'influence directe des esprits, le spiritisme. L'interprétation venait d'entrer dans sa phase théologique (1).

(1) Je n'attaque ici que le système d'interprétation. Je crois qu'il y a, dans toutes les sciences extra-

Forme polythéique. — Il m'a paru que souvent cette forme débutait d'emblée. Mais il faut faire ses réserves sur cette question. Comme on n'a pas encore étudié les aliénés à ce point de vue, beaucoup de choses ont dû échapper aux observateurs. Je me borne, pour aujourd'hui, à constater que le polythéisme pur, ou mélangé, existe chez les aliénés, qu'il y est fréquent et que, dans un certain nombre de cas, j'ai pu m'assurer qu'il était précédé d'une phase monothéique.

Observation XVIII. — Quelquefois le délire se transforme insensiblement en conservant,

académiques auxquelles je fais allusion, de nombreuses vérités noyées dans un mélange de charlatanisme et de bêtise. Le magnétisme animal, le spiritisme, l'hypnotisme qui font suite à la possession et à la sorcellerie, n'ont pas encore reçu, à mon avis, une explication suffisamment positive. Elles rentreront tôt ou tard dans le domaine de la science qui expliquera tout, sans fluide ni volonté, sans métaphysique ni théologie.

en apparence, la forme monothéique. J'ai connu
à Charenton une jeune femme très-intelligente
et très-énergique qui, avant sa folie, était sin-
cèrement catholique. Peu à peu, sous l'influence de circonstances difficiles à analyser,
elle avait modifié ses idées et était devenue
entièrement polythéique, comme on peut en
juger par la confession suivante, bien qu'aux
yeux de tout le monde elle fût restée catholique.

« Autrefois, disait-elle, je croyais seulement
au Dieu des chrétiens ou Dieu spirituel. Depuis j'ai, en outre, découvert l'existence d'un
Dieu de chair qui m'a souvent parlé pendant
ma maladie. Je crois même qu'il en existe un
troisième. Le Dieu spirituel n'est plus aujour-
d'hui aussi puissant ; il est très-malheureux
et relégué dans un coin. Les médecins de Charenton sont des demi-dieux ayant le pouvoir
ds donner l'immortalité et de diriger la fou-
dre. »

On voit quels changements radicaux s'é-
taient effectués dans l'état mental de cette
jeune femme, alors qu'elle était parfaitement
calme et paraissait, à tout le monde, penser

de la même manière. Il m'avait fallu attendre des mois entiers et revenir souvent à la
charge pour surmonter sa répugnance à parler et provoquer enfin la confidence qu'elle me
fit un jour. On sait combien la méfiance et la
dissimulation sont fréquentes chez les aliénés,
et la difficulté que l'on éprouve à prendre une
observation régulière et suivie, non de leurs
actes qui ne peuvent pas échapper à la sur-
veillance, mais de leurs pensées.

OBSERVATION XIX. — J'ai parlé de Victor
Hennequin. Tandis que son premier volume
purement monothéique n'est qu'une exposition
modifiée de la doctrine de Fourier ; dans son
second, intitulé *Religion* (Paris, Dentu, 1854),
nous le trouvons en plein polythéisme.

« La réparation, dit-il, et le raffinément des
âmes à leur retour dans le monde céleste, ainsi
que le droit de les y gouverner, appartiennent
sous la direction de l'âme de la terre aux *dieux*
et *sous-dieux* d'âmes.

« Ces derniers dignitaires, au nombre de
trente-deux sur tous les astres au grand complet de population, ne sont encore qu'au nom-

bre de quatre pour notre terre arriérée sous tous les rapports. Ce sont : *Manou, Moïse, Jésus-Christ* et *Mahomet*, Fourier, déjà promu, et qui doit faire le cinquième, n'étant pas encore en fonction. Il se repose, dans les délices d'une existence féminine du septième degré, des longues épreuves et des cruelles déceptions qu'il a subies sur la terre.

« A chacun de ces dieux, une série de sept sous-dieux est rattachée, comme prolongement bifurqué des premiers rayons. Les sous-dieux incorporés à l'âme sidérale s'élèvent ainsi au nombre de 224, plus une série hors rang de 32 *sous-dieux*, dont chacun se rattache directement au centre unitéiste par un rayon grêle. »

OBSERVATION XX. — Mais le type, le théoricien des polythéistes, est *Berbiguier*, dont je vais citer quelques passages. J'affectionne, on le comprend, les preuves directes prises dans les écrits mêmes des aliénés, parce qu'aucune observation ne peut être aussi exacte, et aussi parce que je ne puis être accusé d'avoir vu ce qui n'était pas et interprété les choses au profit de ma théorie.

Berbiguier a écrit, en 1821, trois volumes in-8° sur les persécutions que lui faisaient subir ses ennemis, les farfadets, et sur les moyens de les combattre. Son livre a pour titre : *Les farfadets, ou tous les démons ne sont pas de l'autre monde*. Il est dédié à tous les empereurs, rois, princes et souverains des quatre parties du monde, et porte cette épigraphe peu modeste : « Jésus-Christ fut envoyé sur la terre par Dieu le père, afin de laver le genre humain de ses péchés ; j'ai tout lieu de croire que je suis destiné à détruire les ennemis du Très-Haut. »

Décrivons rapidement sa maladie.

Un soir, après s'être fait faire, par une joueuse de cartes, le jeu du *taro* qui l'avait probablement impressionné, il entend, en rentrant dans sa chambre, un bruit extraordinaire ressemblant à un mugissement de bêtes féroces. Il se couche, le bruit se rapproche. On frappe sur tout ce qui l'entoure. Effrayé, il se lève et se met sur son sopha ; les bruits continuent. Alors il sort et parcourt les rues jusqu'au matin. La nuit suivante, pas de bruit ;

mais il se réveille le corps et les membres brisés, comme si on l'avait mis à la torture.

A partir de cette époque, il devient d'une tristesse accablante. Un bruit sourd se fait entendre chez lui nuit et jour ; il erre dans la campagne, n'osant plus se coucher. Quand il se promène sur le bord de l'eau, *on* veut le jeter dans le fleuve ; quand il est sur une élévation, *on* cherche à le précipiter dans la plaine. Il change de séjour, rien n'y fait.

Je passe les détails d'un supplice qui n'est, du reste, que la reproduction de ce que nous voyons tous les jours dans nos asiles, chez les mélancoliques atteints de délire de persécution. La vie était devenue si intolérable pour notre malade qu'il résolut d'en finir ; mais, avant de mettre son projet à exécution, il eut la singulière idée de s'adresser « à Dieu, à Jésus-Christ, à sa Sainte-Mère et au Saint-Esprit » pour leur demander leur avis. « Seigneur, leur dit-il, votre volonté sera toujours la mienne ; mais, si vous me l'inspirez, je devancerai ce moment fortuné. Pour cela, j'ai ici une corne que je remplirai d'huile avec cinq lampes qui brûleront au dedans. Un flambeau gros et grand sera de l'autre côté ; je réglerai mes affaires et, pour que personne ne soit soupçonné de ma mort, j'écrirai sur un papier : Ne faites pas de recherches, c'est moi-même qui me suis donné la mort, et je signe-rai cette déclaration. »

Il fait tous les préparatifs en question, puis il attend la réponse. Trois jours après, au sortir de dîner, il entend une voix lui dire à l'oreille : « Il faut se coucher ce soir. » Cette voix se reproduisit plusieurs fois dans la journée. Après bien des hésitations, il se décide à se coucher ; il y avait trois ans qu'il ne s'était mis dans son lit. A peine y est-il qu'il aperçoit, dans son alcôve, une clarté blanchâtre, puis un nombre infini d'étoiles et Jésus-Christ sur son trône. Le lendemain, il est transporté dans le paradis, où il voit toutes sortes de choses merveilleuses.

Tels sont les événements par lesquels Berbiguier commence son livre. Il y a donc recrudescence théologique dans le sens monothéique. La systématisation polythéique a-t-elle précédé ou suivi ? C'est ce qu'il est impossible de savoir, attendu qu'il a interverti l'ordre des événements, afin, dit-il, d'éviter la monotonie.

Toujours est-il, qu'à partir d'une certaine époque, Berbiguier devient moins triste. Il a

découvert quels sont ses ennemis et comment
on peut les combattre et les vaincre. Ces ennemis, ce sont les infâmes farfadets; ils sont
capables de tout. Écoutons-le plutôt :

« C'est par eux que nous viennent tous les
maux qui désolent l'humanité ; ils ne se plai-
sent que dans les désastres ; ils fomentent le
mal et empêchent le bien. C'est par l'orgueil
et l'ambition qu'ils séduisent la plupart des
hommes ; ils désunissent les familles ; ils sus-
citent les guerres ; ils empoisonnent le lait
d'une mère qui nourrit son enfant ; ils attisent
la férocité du soldat ; ils font naître les tempêtes pour faire naufrager les vaisseaux qui
sont sur la mer; ils procurent des inondations
lorsque la terre aurait besoin des rayons vivi-
fiants du soleil ; ils rendent ses rayons plus
brûlants que dans la zone torride, lorsque la
sécheresse désole nos guérets ; ils font augmenter le prix du comestible pour rendre le peuple malheureux et l'exciter par là à la révolte ;
ils font peur sans faire du mal: en d'autres
occasions, ils font du mal sans faire peur ;
sous le nom d'*incubes*, ils jouissent nuitam-
ment des femmes sans qu'elles puissent s'y
opposer ; sous celui de *succubes*, ils commet-
tent envers les hommes le crime de Sodome

et de Gomorrhe ; ils persécutent les animaux qu'on appelle domestiques : les chevaux, les bœufs, les coqs, les ânes, les chiens, les chats, les écureuils, les poules, les canards, sont en butte à leur cruauté ; ils se nichent dans les poils des uns et dans les plumes des autres ; ils se métamorphosent en puces, en poux ; ils prennent la figure qui leur convient le mieux pour exécuter leurs projets. Pendant le jour, ils sont dans le chapeau, sur le corps, dans la manche de l'habit, dans le poil des vêtements, dans les souliers des malheureux qu'ils persécutent ; la nuit ils se placent dans leur lit, ils s'insinuent dans leurs oreilles, dans leurs narines et même dans leur anus. Quand on veut les chasser, ils voltigent au-dessus de la main qui voudrait les frapper ; enfin, en pactisant avec le démon, celui-ci met tous les éléments à leur disposition. »

Ce n'est pas tout de suite, comme on le pense bien, que Berbiguier en est arrivé à généraliser et à systématiser sa théorie, et à organiser un polythéisme parfaitement logique. Il dit au début : « Ce qui donne la preuve que les farfadets n'en voulaient qu'à moi, c'est que je demandais à mes voisins et aux personnes qui logeaient au-dessus de moi, s'ils entendaient le vacarme qui se faisait dans la maison, et qu'ils ne répondaient toujours que négativement, et paraissaient montrer de l'étonnement de ce que je leur faisais de semblables questions. »

Mais, une fois la théorie trouvée, il l'applique à tous les cas et même à tous les lieux :

« J'ai gardé le silence pendant bien longtemps, quoique pendant ce même temps je fusse persécuté par la race des farfadets ; je ne me suis décidé à rompre le silence que lorsque mes ennemis ont poussé leurs travaux à leur comble. C'est lorsqu'ils ont troublé le repos public par leurs visites nocturnes ; c'est o rsqu'ils ont détruit toutes nos récoltes, suscité les tempêtes et les orages, fait agir les influences des planètes, fait tomber la grêle, interverti l'ordre des saisons, suborné nombre de femmes et de filles, mis la désunion dans les ménages, procuré des morts secrètes, que j'aurais été coupable si je n'avais pas dévoilé leurs criminelles entreprises. »

Il y a chez Berbiguier la négation absolue des notions scientifiques. Que l'on en juge :

« Les maux qui affligent l'humanité et dont on se plaint sont plus ou moins grands. Il est très-rare que l'on trouve juste la véritable cause qui les a produits. Par exemple, on me dira qu'une personne vient de mourir d'un coup de sang ; on déplore cette perte subite qui ravit à la société un homme estimable. Je révoque en doute la cause de cette mort. On m'assure que le fait est incontestable. Je réponds que cette assertion ne peut être tolérée qu'en raison de l'éloignement que tous les hommes ont de se donner le temps d'approfondir les choses qui les frappent ; mais moi, qui ai suivi pas à pas les progrès des magiciens, sorciers et farfadets sur l'espèce humaine, je prétends donner la preuve contraire de ce que, vulgairement, on pense sur les causes de mort ou de maladie dont nous sommes atteints. Je dis que, quand les coquins persécutent quelqu'un au point de vouloir lui ôter la vie, ils le prennent à deux mains par le bas du cou, pressent les omoplates sur l'os sacrum (*sic*), le secouent au point de le faire reculer ou avancer avec force, afin de l'étourdir. Au moyen de cette pression et de ces secousses, le malheureux est étouffé et tombe trois ou quatre minutes après. Voilà la seule et véritable cause de sa mort subite.

« Une autre personne se donne une entorse en vaquant à ses affaires ; les suites en sont

dangereuses, et le médecin appelé fait crain-
dre que cet homme ne soit longtemps retenu
dans son lit. Chacun là-dessus se lamente. On
ne peut, dit-on, attribuer cet événement à son
inconduite ; cet homme est sans défaut, ne boit
que modérément. J'écoute tout, afin de me pé-
nétrer de l'ignorance des discoureurs, et quand
je vois qu'ils en ont assez dit, je leur fais entendre qu'ils s'éloignent tout à fait de la vérité. Je leur apprends que, quand les farfadet
veulent faire du mal à quelqu'un, ce qui n'arrive malheureusement qu'aux honnêtes gens,
ils poussent le pied qui doit se porter en avant
de manière qu'en passant près de la cheville
de l'autre pied, il heurte le piéton avec tant
de violence qu'il le fait fléchir en dehors ; et
voilà ce qu'on nomme ensuite une *entorse*.

« A cette erreur du vulgaire, je pourrais en
ajouter bien d'autres, je dirais qu'une femme
vient de mettre au monde le fruit d'un doux
lien, et que cette bonne mère, jalouse de donner ses tendres soins à son enfant, veut l'allaiter elle-même ; elle veut épargner l'argent
que l'on donne à des femmes mercenaires,
auxquelles il est impossible de demander la
tendresse d'une mère. Eh bien ! cette digne
épouse, qui veut allaiter son enfant, pousse

souvent des cris affreux, se plaint de douleurs qu'elle éprouve au sein, gémit et sanglotte de ce que son lait ne monte pas assez abondamment ; elle entend son enfant pousser des cris de douleur et de besoin. La bonne mère se tourmente et s'épuise tout à la fois. On croit que c'est un effet du tempérament de la mère qui se voit trompée dans ses espérances. J'écoute en silence et je dis ensuite que ce n'est pas là la cause du malheur qu'on déplore. Je fais connaître à l'instant que les émissaires de Belzébuth sont seuls les auteurs du mal qu'éprouve cette mère infortunée ; ce sont eux qui lui font arrêter son lait par un maléfice dont elle n'a pu se garantir. Ils lui pressent le bout du sein avec leurs griffes aiguës et venimeuses et la privent, par ce moyen, des douceurs les plus grandes dont puisse jouir une mère en donnant deux fois l'existence à son cher enfant.

« En d'autres occasions, il arrive qu'en rentrant chez soi ou chez quelque autre personne, on sent une odeur forte et désagréable que l'on ne sait à quoi attribuer. Eh bien ! ce sont les farfadets qui, invisiblement, répandent cette infection qui vous ferait croire que vous êtes dans un gouffre de bitume et de soufre.

« D'autres fois, on entend un bruit qui ressemble à celui du bois qui travaille, soit dans un meuble, soit dans une cloison. Ce n'est pas le bois qui travaille, ce sont les magiciens ou sorciers qui frappent par méchanceté pour faire fendre vos meubles et votre cloison.

« Souvent des personnes crédules sont surprises d'éternuer sans être enrhumées et ne peuvent trouver la cause de ces effets. Qu'on y réfléchisse, et l'on se convaincra bien vite que ce sont les sorciers qui font voler de la poudre dans l'air pour nous procurer des éternuments.

« Comme c'est particulièrement sur les plus honnêtes gens que leur farfadérisme s'exerce, en raison de la facilité qu'ils ont de se transporter invisiblement partout où ils veulent, ils préfèrent s'introduire dans l'appartement d'une belle dame dont le mari voyage loin de sa chaste moitié. A son retour, le digne homme est fort surpris, après une absence de deux ans de se trouver père de deux enfants, tandis qu'il croyait n'avoir qu'un seul gage de son union. »

— Berbignier ne peut pas non plus comprendre les interprétations métaphysiques :

« O science humaine, qui n'es qu'une ignorance plus opiniâtre, tes calculs échouent à chaque pas, tous tes échafaudages s'écroulent en les construisant, et plus tu t'enfonces dans les ténèbres, plus tu nous vantes ta clarté. Deviens enfin plus raisonnable ; écoute la simplicité de ceux que tu traites d'ignorants, et souviens-toi qu'il a été donné à de malheureux pécheurs de convaincre le monde.

« Car enfin, en persifflant leurs devanciers, ces docteurs honorés nous expliquent-ils mieux les lois de la physique ? Ils rient de ces savants vieillis qui répondaient sur le ton des oracles: La nature a horreur du vide. Et eux, qui nous parlent sans cesse d'affinités des corps entre eux, d'attraction de la matière, ont-ils vu ce pacte d'affinité, ces chaînes, ces cordages, qui attirent la matière vers la matière ? Ils nous disent que la tempête est un air agité ; l'air est toujours agité, pourquoi n'avons-nous pas toujours des tempêtes ? Quelle est la force qui l'agite ? Si c'est la force émanée d'un corps, ce corps étant sans volonté, son action sera toujours constante et uniforme, et nous aurons ainsi toujours la gelée ou la chaleur, l'orage ou le calme, car je ne vois pas pourquoi aujourd'hui le corps agirait plus puissamment que demain. Non,

non, si l'on veut être de bonne foi, on ne pourra se refuser à l'évidence. Alors on conviendra que, lorsque la maladie afflige un corps, c'est cet esprit infernal, ou ses enfants qui nous frappent... et nous arriverons bien mieux à des explications satisfaisantes qu'en admettant le fluide électrique, les courants de l'air, que chaque jour nous trouvons en défaut. »

Un jour, Berbiguier entasse dans son poèle toutes sortes d'ingrédients composant son remède contre les farfadets, sel, soufre, plantes aromatiques, et y met le feu; puis il ajoute: « Mais par un malheur inouï, il arriva que le tuyau de mon poêle fut bouché par mes ennemis. Cette perfidie, que je n'avais pas prévue, empêcha la fumée de monter. Au contraire, elle descendit et sortit avec une telle violence qu'elle eut bientôt rempli la chambre. »
Trois volumes sont employés à démontrer l'existence des farfadets, et à dévoiler toute leur scélératesse. J'ai cité longuement, parce que cette observation résume à elle seule tous les traits que l'on rencontre épars chez les autres aliénés. La doctrine est bien nette et

bien développée. C'est la négation la plus absolue de toute notion scientifique ; c'est la croyance la plus naïve aux volontés arbitraires ; c'est, en un mot, le polythéisme dans toute sa pureté.

Que l'on se reporte maintenant aux discours que tiennent la plupart de nos aliénés et l'on verra qu'il n'y a aucune différence essentielle.

OBSERVATION XXI. — M. L... est en butte à tous les tracas possibles. *On* lui défonce son plafond ; *on* lui abîme son chapeau. Il est armé d'un parapluie, quelque temps qu'il fasse, pour repousser les injures de ses ennemis.

Ce sont les *carabins* qui jouent, pour lui, le rôle de farfadets : quand il ne trouve pas sur sa table l'objet qu'il cherche, les carabins le lui ont pris ; quand il le retrouve, ils le lui ont rapporté.

OBSERVATION XXII. — M. F... est harcelé sans cesse par les *filles Jacquemin*. Nous n'avons jamais pu savoir à quel souvenir se rattachait cette conception. Quoi qu'il en soit, les filles Jacquemin auraient été, pour Berbiguier, d'infâmes farfadets. Elles rampent sous le parquet, se glissent dans les murs, sont cause de tous les malheurs, jettent des substances nuisibles dans les aliments, et font au pauvre F... toutes sortes de misères. Elles sont toujours présentes, quoique invisibles, et si jamais il pouvait les attraper il se vengerait comme il faut. Il éprouve depuis longtemps, dans la jambe, une douleur sourde compliquée d'œdème, qu'elles lui ont donnée. Une gangrène sénile se déclare, résultat des manœuvres des filles Jacquemin. Il meurt en les maudissant, sans aucune autre préoccupation.

OBSERVATION XXIII. — M. S... est poursuivi par la haine de la *Société plantique* dont il a révélé les secrets. On lui fait bouillonner le cerveau. Pour se tenir sur la défensive, il a établi dans sa chambre un système de fils qui, partant de tous les points, viennent aboutir à son bras. Il est ainsi prévenu des moindres mouvements de ses ennemis et ne dort jamais autrement.

OBSERVATION XXIV. — M. L... est sous la puissance de la machine homœopathique au moyen de laquelle on le transforme de toutes les façons. Cette machine est entre les mains de la police. Dès qu'il mange, la machine fonctionne et le fait souffrir des dents : s'il persiste, malgré cette douleur, à vouloir manger, ses ennemis font de nouveau fonctionner la machine, et ses dents tombent. Il a en effet perdu, depuis quelque temps, deux dents dont il attribue la disparition à la colère des gens qui le martyrisent. Son observation a été rapportée par mon ancien collègue à Charenton, M. E. Desportes (*Thèses de Paris*, 1863).

OBSERVATION XXV. — Don Quichotte est aussi un polythéiste. Il vit dans un monde d'enchanteurs et de géants qui transforment tout à leur gré, et se transforment eux-mêmes au besoin.

Les développements que j'ai donnés au cas de Berbiguier me dispensent d'insister davantage sur les autres. Ce n'est pas quatre ou cinq observations, c'est mille qu'il faudrait citer pour faire ressortir les différentes théories inventées par les aliénés pour expliquer, non pas la nature, mais la *cause* de leurs sensations. C'est ainsi que j'en ai connu un qui avait pour ennemis intimes une trinité formée de MM. Adelon, Duméril et Bouchardat, qui lui faisaient toutes sortes de misères au moyen d'une montre qui correspondait avec eux. D'autres inventent des mots particuliers pour désigner leurs persécuteurs. Mais, en laissant de côté la partie purement pittoresque de leur délire, on reconnaît aisément que les carabins, la Société plantique, la machine homœopathique, la police, les enchanteurs. sorciers, magiciens, jésuites, somnambules, francs-maçons, toutes les sociétés occultes, en un mot, qui se retrouvent à chaque instant dans les écrits et les conversations des aliénés, ne sont en définitive, sauf la différence de nom, que des farfadets.

Interrogez les malades, et ils vous diront, comme Berbiguier, que ces différents ennemis qui les persécutent, jouissent d'une puissance surnaturelle. Ils sont présents partout, peuvent agir à distance, se transformer à leur gré, se rendre invisibles, commander aux phénomènes météorologiques, donner des maladies, etc... Or, quel nom les sociétés polythéiques ont-elles donné aux êtres possédant de pareils pouvoirs ? Les ridicules farfadets du naïf Berbiguier sont donc les égaux d'Apollon, de Bacchus ou de Mercure, et il ne leur manque que l'admirable côté esthétique que la Grèce a su donner à ses dieux.

Que cette forme succède ou non au monothéisme, elle me paraît constituer un degré plus avancé de décadence mentale. Ce n'est pas qu'elle ne soit, à certains égards, plus logique; mais elle se sépare plus nettement des opinions du milieu ambiant. Si nous avons vu le monothéiste tendre, comme Gagne, à s'affranchir des notions scientifiques les plus irrévocablement acquises, il accepte du moins la domination du passé en conservant des opinions religieuses qui le relient au reste de ses semblables. Le polythéiste s'en dégage entièrement et devient par cela même, toutes conditions égales d'ailleurs, plus difficile à convaincre et à ramener. L'innombrable variété des délires prouve, par elle-même, la gravité de la situation. L'aliéné, méconnaissant à la fois et la domination du monde et celle de l'Humanité, en arrive à se créer des opinions exclusivement subjectives, et par conséquent purement individuelles. On conçoit que de pareilles intelligences sont indisciplinables et que tout état social est impossible avec elles.

Croyance aux métamorphoses. — Je ferai remarquer en passant combien la croyance aux métamorphoses devient vulgaire chez tous ces aliénés. Auguste Comte a établi que le dogme de la fixité des espèces remontait au fétichisme, et que la croyance aux métamorphoses date de l'époque polythéique. Cette vue se confirme par l'observation des aliénés.

Forme fétichique. — Je l'ai vue débuter d'emblée ; mais, pour ce cas comme pour le précédent, je suis obligé de faire mes réserves; parce que l'on ne connaît pas assez la série d'idées par lesquelles passe un aliéné avan^t d'en arriver au délire manifeste. Dans tous les cas, le fétichisme est si naturel à notre espèce, nous y revenons si facilement, même à l'état normal, toutes les fois qu'une passion violente nous possède, que l'on doit admettre son développement rapide, en même temps que sa fréquence chez les aliénés. Je crois, d'après quelques observations que j'ai faites, que certaines périodes de la manie et de la démence, l'état d'enfance des vieillards, ont pour caractère cette forme de la pensée. C'est un point que j'ai besoin d'étudier encore.

Le fétichisme est cet état mental dans lequel la propriété d'abstraire et de créer des êtres fictifs est abolie ou n'existe pas encore. Ne sachant pas créer des dieux, farfadets ou êtres surnaturels quelconques, l'homme attribue directement aux corps les phénomènes dont ils sont le siége. Si la pierre tombe, ce n'est pas parce que le farfadet l'a voulu; c'est parce qu'elle le veut elle-même. L'observation suivante prouve que cet état peut se produire de très-bonne heure, sinon d'emblée sous l'in fluence d'une passion à son paroxysme, comme la terreur.

Observation XXVI. — Un jour, étant de garde à la maison de santé de Charenton, je vois entrer tout à coup, dans la salle, un homme d'une trentaine d'années, au visage anxieux, à l'air égaré, qui me demande instamment de le protéger et de le secourir. Je m'informe de ce qui lui arrive, et il me raconte, d'une manière assez claire, qu'il est employé de chemin de fer dans une station voisine de Paris ; que, depuis quelque temps, il avait remarqué que les locomotives lui en voulaient, qu'elles sifflaient à son approche et faisaient mine de marcher sur lui pour l'écraser. Pendant quelque temps, il avait fait bonne contenance malgré ses inquiétudes ; mais, le matin de ce même jour, les locomotives, ne mettant plus de bornes à leur mauvais vouloir, étaient sorties de leurs rails pour courir après lui. Éperdu et ne songeant plus qu'à sauver sa vie, il prend sa course à travers la campagne, entendant derrière lui les sifflets des locomotives qui le poursuivent toujours. Il arrive dans cet état sur la place de la Concorde; là, s'adressant au premier individu qu'il rencontre, il lui conte son aventure et lui demande où il pourra trouver un refuge. Le passant, sans hésiter, lui indique la maison de Charenton, et notre malheureux, qui n'y entend pas raillerie, arrive directement nous voir. Je le rassurai du mieux que je pus, en lui affirmant que les locomotives n'avaient pas accès dans notre maison, et j'eus le plaisir de voir, au bout de quelques jours, cet intéressant malade rétabli.

Chez les malades dont nous nous occupons en ce moment, il ne faut plus perdre son temps à rechercher ce qu'ils pensent sur les causes premières ou finales, et sur tout ce qui nécessite une méditation quelque peu énergique. Mais le délire est si naïf, si enfantin, si niais, qu'on peut, en général, les reconnaître. A l'absence d'idées abstraites, on croirait avoir affaire à des enfants de trois ans. Si de tels malades sont gais, ils diront qu'ils ont de beaux habits d'or, des dents de diamant, qu'ils sont beaux, forts; ils ont des milliards, boivent cent mille bouteilles de Champagne; ils ont cent mille coudées de hauteur. S'ils sont mélancoliques, ils ne savent plus attribuer leur malheur à des volontés supérieures; ils ont la tête en plomb, la langue pourrie, ils n'ont plus d'intestins, etc.. Quelques-uns sont dieux ! Mais ce mot n'a plus pour eux la même signification qu'autrefois. C'est une manière de dire qu'ils sont très-riches et qu'ils ont de belles maisons. Ils reçoivent quelquefois la visite de la sainte Vierge ; elle a de belles robes et ils dînent ensemble. Toutes leurs idées sont concrètes.

C'est souvent par un procédé indirect que l'on pourra arriver à constater leur état. Il faut s'enquérir avec soin de leur manière de parler, de leurs gestes, de leurs occupations habituelles, de leurs jeux, et, en comparant ces différentes manifestations avec celles que présentent les animaux, les enfants et les peuples fétichiques, on conclura par induction à l'identité d'état mental.

Observation XXVII. — M. Trousseau, citant l'observation d'un aphasique (t. II, p. 612), dit: « Nous lûmes nous-même à haute voix le membre de phrase ; il nous écouta avec une certaine attention, puis, au mot « bergère », il nous dit avec un sourire niais : « Oh ! bergère, sais bien ce que c'est, aime bien bergère, dessine bien bergère, » en supprimant toujours le pronom « je » qu'il ne peut pas prononcer. »

La nature de l'interruption, les sentiments exprimés et la langue dans laquelle ils le sont, ne font-ils pas penser à un enfant ou à un nègre, et pourtant cet homme est un peintre instruit. Quant au mot « je » : il peut le prononcer, puisqu'il peut dire le mot *bergère,* dans lequel il y a une syllabe analogue ; mais il n'en comprend plus la valeur parce qu'il ne sait plus conjuguer. Nous allons en avoir la preuve tout à l'heure.

« Nous le priâmes, dit M. Trousseau, de vouloir bien nous dessiner une bergère. Après trois ou quatre minutes d'efforts qui lui faisaient perler la sueur au visage, il ne put réussir qu'à tracer au crayon des traits informes, qui n'avaient aucune espèce de ressemblance avec quoi que ce fût. Cependant il put dessiner, assez mal, une tête d'homme telle que l'aurait faite un enfant de huit ans, qui n'aurait pas appris le dessin. » Ce malade, comme on le voit, était retombé en enfance sous tous les rapports.

« Ce malheureux, dit M. le docteur Audiffrent

dans sa *Lettre sur l'aphasie* (1), ne comprenait pas lorsqu'on lui demandait s'il avait de la faiblesse, tandis qu'il comprit quand on lui demanda s'il n'était pas moins fort. Il est évident que les fonctions d'abstraction étaient ici altérées. C'est ce qui ressort encore de quelques phrases interrompues, qu'il prononçait quelquefois à grand'peine: « Moi toujours travailler, beaucoup travailler ; moi toujours premier, premier, premier. » La phrase est toute primitive, essentiellement fétichique, analogue à celle du langage des enfants. Le défaut d'abstraction paralyse la conjugaison. Il est tout aussi facile de déterminer l'état mental du pauvre malade que de connaître, d'après une langue, le degré de développement auquel est arrivée une civilisation quelconque. »

OBSERVATION XXVIII. — J'ai connu, à Charenton, de vieilles femmes, arrivées au dernier degré de la démence, qui appelaient les médecins et les religieuses *papa* et *maman*. Elles n'étaient pas aphasiques et pouvaient

____

(1) Paris, Louis Leclerc, 1866.

dire autre chose. L'une d'elles, qui doit y être encore, avait l'habitude de s'approcher de moi en zézayant comme un petit enfant qui s'efforce de parler, et me tendait ses joues en m'appelant papa et en minaudant pour se faire embrasser. Une autre ne manifestait jamais ses besoins que par ces mots : « Papa, j'ai faim ; maman, j'ai sommeil. » Quand je l'excitais un peu pour la faire parler, elle me disait : « Papa, fais-le taire. » Il semblait qu'elle eût perdu conscience de sa propre personnalité, car elle me disait en parlant d'elle : « Laisse-la dormir. » Ces deux femmes étaient arrivées au dernier degré de l'état d'enfance. Je les considère comme fétichistes.

D'autres moins abaissées ont l'habitude, pendant leurs accès seulement, de jouer à la poupée, de faire le dîner dans de petites assiettes, et de faire de longues conversations avec les objets qu'elles ont sous la main. Je parle de mères de famille, très-sérieuses dans leur état de calme. Combien de fois ne voyons-nous pas des maniaques se disputer avec un fauteuil, un poêle ou une muraille et leur donner de grands coups de pied en leur disant des injures ?

Auguste Comte n'a pas laissé, nous l'avons

dit, l'histoire détaillée de sa maladie, mais il dit cependant, dans le sixième volume de la *Philosophie positive :* « J'en arrivai bientôt au fétichisme le plus grossier. » L'extrait de sa *Politique,* que j'ai cité plus haut, revient encore sur cette question et la confirme. J'ai donc pour moi son autorité, et l'on sent de quelle importance elle est de la part d'un aussi grand philosophe.

OBSERVATION XXIX. — Voici, du reste, où en sont arrivés certains tournomanes. Un d'eux, cité par Victor Hennequin, a publié une nouvelle *dictée par une chaise.* Cette nouvelle a pour titre : *Juanita.* Je cite l'épilogue.

« Dieu a donné à une CHAISE le pouvoir de ramener à lui les incrédules en opérant des miracles. Les hommes ont dédaigné la CHAISE et, dès lors, la CHAISE a refusé sa divine parole à ceux qui ont méconnu le doigt de Dieu dans ce phénomène. Mais, à ceux qui, plus sages, ont reconnu la grandeur de cette manifestation, elle prodigue les dons de Dieu, elle les conduit par la main à des vérités sublimes.

« Les œuvres littéraires de La Chaise ne sont que la préface d'un livre mystérieux qu'elle dépliera page à page aux yeux éblouis des croyants. De même qu'un athlète, avant de s'élancer dans la lice, donne, dans des luttes préparatoires, la mesure de sa force, de même La Chaise, par ses œuvres futiles, donne la mesure de ses facultés miraculeuses.

« Maintenant, la foi des fidèles est plus vive, leur confiance plus illimitée ; la semence divine tombera dans une terre fertile. A mesure qu'ils avanceront dans cette voie, la lumière se dégagera peu à peu des ténèbres ; les mensonges et les divagations deviendront plus rares, et un jour viendra où La Chaise sera l'organe solennel et infaillible de la vérité.

« *Signé:* La Chaise. »

Etat d'enfance spirituelle. — Les théoriciens du mysticisme, qui ont fait, à leur manière, une étude si approfondie de la nature humaine, connaissaient parfaitement l'état fétichique qui survenait et survient souvent après les grandes crises nerveuses, telles que l'hystérie, et qu'ils désignaient sous le nom d'*enfance spirituelle*, là regardant comme un bienfait du ciel. Les convulsionnaires de Saint-Médard en ont offert des exemples, et voici ce que dit à ce sujet Carré de Montgeron, leur apologiste :

« Il y a un état surnaturel d'enfance, où plusieurs convulsionnaires, même d'un âge très-mûr et quelques-uns d'un caractère très-grave et très-sérieux, se trouvent quelquefois..... Que cet état soit surnaturel, au moins chez le plus grand nombre des convulsionnaires, c'est ce qu'on ne peut révoquer en doute, attendu que, dans plusieurs, il est marqué par des traits que l'artifice ne pourrait jamais parfaitement imiter. On voit un air enfantin se répandre tout à coup sur leurs visages, dans leurs gestes, dans le ton de leurs voix, dans l'attitude de leurs corps, dans toutes leurs façons d'agir ; et quoique l'instinct de leur convulsion leur fasse faire alors des raisonnements à la manière des enfants, par rapport aux termes dont ils se servent et à la façon simple, innocente et timide avec laquelle ils énoncent leurs pensées, néanmoins cet instinct leur fait souvent dire bonnement des vérités très-fortes et très-instructives sur tout ce qui se passe aujourd'hui dans l'Égli-se..... Ce phénomène aujourd'hui si méprisé par l'orgueil humain a déjà paru dans l'Eglise. On trouve dans la vie de plusieurs mystiques respectables que Dieu les a fait tomber surnaturellement dans des états d'enfance tout pareils à ceux des convulsionnaires d'à pré-sent..... Il est rapporté dans la *Vie de Marie de l'Incarnation* qu'elle reçut la grâce de l'enfance spirituelle dans un ravissement qui lui dura près de trois jours ; qu'elle revint à elle avec la douceur et la grâce d'un enfant de six ou sept ans ; qu'on n'avait pas vu d'enfant au visage et aux petits gestes duquel parût une si grande innocence ; qu'on lisait dans la *Vie de la sœur Marguerite* mille choses qui paraissaient tout à fait puériles et qu'elle fit dans une convulsion d'enfance qui dura pendant trois mois sans interruption. »

Ces faits se rencontrent dans la pratique, mais comme la théorie théologique n'est plus acceptée et que la théorie scientifique n'est pas encore faite, on n'y fait pas attention, attendu que l'on ne peut pas observer sans une théorie. J'ai constaté l'an dernier un cas d'enfance spirituelle qui avait échappé à deux médecins tout aussi bons observateurs que je puis l'être, MM. Tarnier et Bailly. C'était à l'hôpital de la Clinique, chez une femme débilitée par une hémorrhagie abondante et par toutes les émotions qui accompagnent une pareille situation. A ses gestes, à l'intonation de sa voix, j'annonçai à M. Bailly qu'elle devait avoir le cerveau gravement troublé, ce qui fut vérifié sur-le-champ. Je me rappelle que M. Bailly, un peu étonné de ce diagnostic à distance chez une femme que je n'avais pas questionnée, me demanda comment j'avais vu cela. J'aurais voulu pouvoir lui expliquer toute ma théorie, mais c'eût été trop long. Si M. Bailly me fait l'honneur de lire ma thèse, il comprendra maintenant mon secret. Cette femme était tombée en enfance ; idées, sentiments et actes, tout avait subi cette transformation. Elle était allée dans de beaux jardins, où il y avait des fruits d'or, etc.....

Période de retour. — Comment se fait le retour à l'état normal ? Est-il immédiat ou passe-t-il par des étapes successives ? J'ai trop peu examiné cette question, mais j'ai été souvent témoin du phénomène suivant. Chez des malades qui ont ou qui n'ont pas présenté au début les symptômes monothéiques de la folie, on les rencontre au commencement de la convalescence. Après les excès du délire brutal de la manie, ou les terreurs exagérées de la mélancolie, qui engloutissent toute conception cohérente, on voit renaître, avec le calme, une sorte de ferveur qui, on peut facilement s'en assurer auprès des familles, n'était nullement dans les habitudes antérieures du malade. Il y a là un phénomène analogue à celui que présente, à la fin de la pneumonie, le râle crépitant. C'est un véritable *catholicisme de retour*, annonçant la convalescence. Un homme peu exercé au maniement des aliénés pourrait se laisser prendre à cette conversion de mauvais aloi et croire la guérison complète ; mais les véritables médecins aliénistes, quelles que soient d'ailleurs leurs croyances personnelles, savent parfaitement reconnaître tout ce qu'il y a de tristesse maladive et de délire des sensations sous cette apparence de résignation religieuse, et ils attendent que l'état normal soit rétabli.

Aug. Comte, parlant de lui-même, dit (1) :
« Dans les cinq mois suivants, à mesure que, malgré les remèdes, ma spontanéité ramena l'existence normale, je remontai lentement du fétichisme au polythéisme, et de celui-ci au monothéisme, d'où je revins promptement à ma positivité préalable. »

J'ai raconté plus haut l'histoire de ce jeune employé de Charenton que j'avais connu avant sa maladie. Voici ce que dit de lui M. le docteur Thulié, qui l'a suivi avec soin :

Observation XXX. — Le 2 février, le malade sort guéri.

« Après quelques jours de repos dans sa famille, M. X. reprend ses fonctions et s'en acquitte avec la même lucidité qu'autrefois. Le souvenir de sa maladie lui donne une certaine timidité ; il évite les gens de sa connaissance et, chez lui, reste seul ; mais ces derniers troubles se dissipent bientôt, et M. X. paraît définitivement rendu à la santé.

(1) *Politique positive*, t. III, p. 75.

« J'ai pu voir M. X. jusqu'au 1ᵉʳ janvier suivant, et rien ne me semblait changé dans son état mental. Comme toujours, il était discret, solitaire, enclin à la mélancolie, mais avant sa maladie il en avait toujours été de même. *Cependant j'ai appris depuis que les idées religieuses avaient survécu au délire;* il allait souvent à l'église, avait de longues conférences avec des prêtres, et cela de plus en plus. Rien n'avait pu faire supposer une pareille dévotion, soit dans ses allures, soit dans ses conversations. »

Rappelons-nous qu'avant sa maladie ce jeune homme était sceptique. Enfin, au lieu de guérir, il retombe définitivement, fait plusieurs tentatives de suicide et succombe le 23 octobre de la même année.

J'ai constaté trop souvent le curieux phénomène en question pour qu'il soit accidentel. Il caractérise l'amélioration et non la guérison.

Si le malade ne guérit pas entièrement, l'état monothéique peut persister indéfiniment, comme il me serait facile d'en donner des exemples et comme tout médecin pourra en trouver s'il veut regarder autour de lui.

Telles sont les considérations que j'avais à présenter sur ce point de dynamique cérébrale. Elles sont certainement très-incomplètes, mais je me borne à appeler sur ce sujet l'attention de mes confrères, tout disposé à modifier mes idées d'après les nouveaux renseignements qui surgiront. Je fais une thèse et non pas un traité dogmatique.

Solution d'une objection. — Il faut maintenant que je réponde à une objection qui a déjà surgi nécessairement dans l'esprit de certains lecteurs et d'après laquelle je considérerais comme aliéné tout homme qui professe des croyances théologiques. Ce serait là de ma part non-seulement une erreur, mais une insulte à une foule de gens raisonnables. Je vais donc tâcher de résoudre cette objection.

L'état vraiment initial de notre intelligence, c'est, avons-nous dit, le fétichisme, c'est-à-dire la doctrine qui considère les corps extérieurs comme voulant et exécutant eux-mêmes les phénomènes dont ils sont le siége ; c'est, en un mot, la matière supposée intelligente. Avec une pareille conception, toute prévision et, par suite, toute science est impossible, car l'une et l'autre sont incompatibles avec l'arbitraire.

L'avénement du théologisme proprement dit constitue, dans la mentalité humaine, une de ces révolutions immenses dont nous pouvons à peine, à la distance où nous en sommes aujourd'hui, calculer la portée. La matière, de vivante qu'on la croyait, devient inerte et dirigée par des dieux placés en dehors d'elle. Il faut faire remonter jusqu'à cette époque la première manifestation sociale de l'esprit positif surgi partout des besoins pratiques. L'étude des événements prévaut sur l'observation des êtres, et la notion positive de *loi*, à peine ébauchée par le fétichisme, tend de plus en plus à se substituer à la recherche des causes.

Pendant que le polythéisme et plus tard le monothéisme se développaient par des motifs plus sociaux encore qu'intellectuels, et que nous n'avons pas à exposer ici, l'esprit positif continuait au-dessous d'eux son travail patient et continu. Borné d'abord à quelques notions numériques, il abordait plus tard la géométrie, puis l'astronomie, etc., de manière à manifester bientôt aux esprits supérieurs son aptitude et sa tendance à tout envahir.

Le *monothéisme d'Aristote* qui, effacé d'abord par celui de saint Paul, domine tout le moyen âge, à partir du XIIᵉ siècle, caractérise de la manière la plus élevée cette nouvelle disposition des cerveaux occidentaux. En combinant une volonté supérieure avec des lois immuables, il réduit le théologisme à son minimum de puissance et tente la dernière conciliation possible entre deux doctrines rivales. Le moteur suprême passe à l'état de monarque constitutionnel ; il règne et ne gouverne plus.

Voilà où nous a conduits l'ensemble des antécédents humains, et il n'est personne en Occident qui n'accepte plus ou moins, souvent à son insu, ce précieux héritage que nous ont légué ceux qui ne sont plus. Nous croyons tous aux lois, même ceux qui croient à Dieu.

Mais lorsque Berbiguier, supprimant la notion de loi, rétrograde tout d'un coup jusqu'à l'origine du polythéisme, et ne voit dans chaque phénomène que le résultat de la volonté d'un farfadet, il est aliéné ; lorsque Rousseau en arrive à voir dans la prétendue persécution à laquelle il est en butte, non pas le résultat naturel de certaines fatalités et des passions humaines, mais un plan arrêté de toute éternité dans les décrets de Dieu, il est aliéné ; lorsque Gagne et Hennequin se croient en relation directe avec les êtres supérieurs qui modifient pour eux l'ordre normal des événements, ils sont aliénés. Le fait est moins manifeste pour Pascal, parce que la maladie est moins avancée, mais chez une pareille intelligence il est encore plus caractéristique.

La notion de folie est relative. — *Nécessité d'y introduire le point de vue social.* — On voit, d'après cette explication, combien la notion de folie est relative, et combien pour pouvoir la comprendre et l'apprécier sainement il faut y introduire le point de vue social. Si un homme vient nous dire aujourd'hui que les locomotives le poursuivent et veulent le tuer, personne n'hésitera, comme le passant de la place de la Concorde, à l'envoyer à Charenton; et pourtant l'état mental correspondant a été celui de tous nos ancêtres, et est encore celui d'un grand nombre de peuplades actuelles et de tous nos enfants. De même, la théorie systématique de Berbiguier qui nous amuse aujourd'hui a été la doctrine religieuse de tous les Grecs intelligents aux temps d'Homère, et même d'Eschyle. Quant au monothéisme, il est encore de nos jours, malgré son évidente décadence, profondément respecté et accepté par la masse des populations tant chrétiennes qu'islamiques.

L'introduction du point de vue social est donc tout à fait indispensable ; mais elle ne peut être faite que par le Positivisme, qui seul possède une théorie dynamique des phénomènes sociaux, et qui seul, affranchi d'admiration et de haine exagérées, peut apprécier, avec justice et respect, toutes les phases nécessaires du développement de ce grand organisme dont nous faisons partie, l'Humanité.

Folie chez les fétichistes. — On me demandera sans doute quel peut être le caractère de la folie chez un nègre naturellement fétichiste. Je réponds qu'il doit consister dans une diminution des notions positives concrètes qu'ils ont tous plus ou moins ; mais comme ils n'ont pas à leur disposition les divagations infinies du théologisme, le délire doit être très-rare chez eux, et guérir beaucoup plus facilement. C'est un fait à vérifier par les voyageurs.

Avenir de la folie. — *Recherche des causes et de l'absolu.* — On pourrait se demander aussi comment délireront les aliénés le jour où le mouvement social aura complétement éliminé la théologie et la métaphysique de nos croyances et de notre éducation. Je puis affirmer d'abord que ces deux prédispositions cons_tantes à la folie ayant disparu, la maladie deviendra beaucoup moins fréquente et beaucoup moins grave. Mais le délire se trouvera toujours dans nos asiles sous une quelconque de ces formes. Quelles que soient les modifications futures, il me paraît évident que la tendance d'un cerveau malade consiste à rechercher la cause alors qu'il possède la loi, à se placer au point de vue absolu, alors qu'il était au point de vue relatif. Ces deux tendances connexes se retrouveront toujours dans les délires de quelque manière qu'ils soient formulés.

www.ingramcontent.com/pod-product-compliance
Ingram Content Group UK Ltd.
Pitfield, Milton Keynes, MK11 3LW, UK
UKHW022306070726
13614UKWH00002B/583